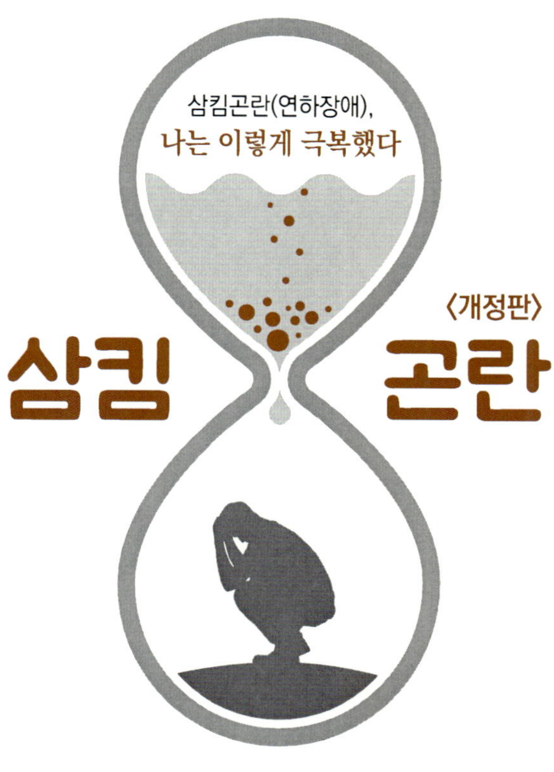


# 삼킴곤란

김영조 지음

도서출판 얼레빗

# 삼킴곤란(연하장애), 나는 이렇게 극복했다

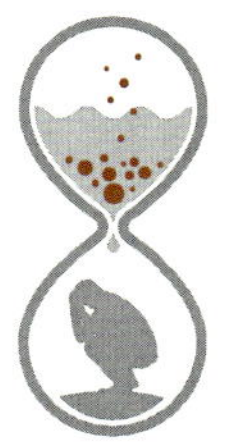

그날 저녁도 여느 날처럼 사무실에서 글쓰기 작업을 하고 있을 때였다. 의자에 앉아 있던 나는 갑자기 찾아온 어지럼증으로 나도 모르게 의자 아래로 주저앉아 버렸다.

혼자 있던 내가 정신을 놓아버렸다면 나는 이미 이 세상 사람이 아니었을지도 모른다. 그 와중에 정신을 차려 책상 위에 있던 손말틀(핸드폰)을 주워 들고 119를 눌렀기에 살 수 있었던 것이다. 뇌졸중! 내게 이런 병이 찾아오리라고는 꿈에도 생각하지 못했다. 평소 고혈압은 있었지만 약으로 잘 조절되고 있었고, 그렇다고 고지혈증 같은 진단은 받은 적이 없으며, 술·담배도 안 하고 고기를 입에 달고 살거나 배가 많이 나온 비만환자도 아니었다. 그런 만큼 뇌졸중 진단은 너무나도 뜻밖이었다. 더군다나 걷기 운동도 열심히 하고 있던 터라 더욱 놀랄 수밖에 없었다.

뇌졸중의 후유증은 여러 가지라고 한다. 발병 뒤 처음에는 팔다리 마비 또는 언어장애나 인지장애가 없어 다행이라고 생각했는데 며칠 안 가 침도 삼키지 못하는 삼킴곤란(연하장애)이 왔다. 생전 들도 보도 못한 삼킴곤란은 물이나 음식을 전혀 먹지 못하는 증상이라서 후유증치고는 몹시 두려운 후유증이란 것을 알았다.

삼킴곤란 진단을 받은 뒤, 병원에 입원해있으면서 이 병의 예후를 알기 위해 지푸라기라도 잡는 심정으로 인터넷을 뒤져보았다. 그러나 이에 관한 정보가 많지 않아 이 병을 이해하기 쉽지 않았다. 그래서 혹시 책으로 나온 게 있나 싶어 교보문고 등 큰 서점을 검색해보니 마침 책 한 권이 있어 얼른 주문해보았다. 그러나 이게 웬일인가! 책은 일본 서적을 번역한 것으로 학술용어의 남발은 물론 일본 한자를 그대로 한글화하여 읽어도 무슨 소리인지 도통 알 수 없는 내용의 책이었다.

한 통계에 따르면 뇌졸중 환자의 50~70%는 삼킴곤란을 동반하며, 전체 입원환자 6%, 재활의학과 입원환자의 32%가 삼킴곤란을 동반한다니 적지 않은 사람들이 삼킴곤란의 후유증을 겪는다는 것인데 삼킴곤란에 관해 쉽게 쓴 책이 없다니 기가 막힐 노릇이었다.

그렇다면 내가 경험한 삼킴곤란 치료 이야기를 기록으로 남겨 이 병을 앓는 사람들에게 작은 도움이라도 주어야겠다는 생각이 들었다. 그래서 그 심정으로 병상일지를 쓰기 시작했다.

이 책은 삼킴곤란 증상을 겪은 나의 진솔한 이야기다. '삼키지 못하는 절망'에서 '삼키는 기쁨'의 과정을 적은 이 경험담이 삼킴곤란 환우들에게 작은 희망의 실마리가 되길 간절히 바란다.


2022년 3월 3일
김영조 씀

책을 펴낸 지 2년이 조금 넘었다. 그 2년 동안 꽤 많은 환자나 보호자들로부터 전화나 번개글(이메일)을 받았다. 그들의 전화나 번개글을 받고 든 생각은 많은 이들이 삼킴곤란으로 고생하고 있다는 사실이었다. 그런데도 시중에는 그들에게 도움을 줄 수 있는 책이 없었다고 했다.

이런 상황에서 글쓴이의 책을 읽고 자신들이 나을 수 있다는 희망을 줘서 정말 고맙다는 말들을 했다. 그러면서 좀 더 구체적인 치료 방향에 관한 도움을 요청했다.

그런 과정에서 초판에서 다루지 못했지만 지난 2년 동안 새롭게 들려주고 싶은 이야기들이 생겨났다. 예를 들면 대학병원에서 재활병원으로 전원할 때 꼭 알아야 할 이야기나, 재활병원에 가서 참고해야 할 사항 등이 그것이다. 또한 삼킴곤란 환자들이 겪고 있는 목 근육 쇠퇴 증상을 극복하는 방법, 기도와 식도에 관한 구조 등도 꼭 알려주고 싶었다.

삼킴곤란은 환자에 따라 정도의 차이가 있음은 물론, 완벽한 회복도 어렵고, 회복에 걸리는 기간도 천차만별이다. 거기에 지은이 자신이 의사가 아니기에 환자나 보호자에게 만족할 만한 처방을 제시해 줄 수도 없다. 하지만, 청천벽력처럼 찾아온 삼킴곤란을 극복한 지은이의 체험을 토대로 삼킴곤란을 겪는 환자나 보호자가 꼭 알아둬야 할 중요한 부분을 추가하여 이번에 개정판으로 다시 펴내고자 한다. 이 책이 삼킴곤란을 앓는 분들에게 작은 도움이라도 되길 바라며 희망을 놓지 않고 꾸준한 치료로 편안한 일상으로의 삶을 영위하길 간절히 비손한다.

단기 4357(2024)년 6월 20일
지은이 한갈 김영조

# 차 례


9   제1장 : 상급병원 치료(44일간)
     발병에서 삼킴곤란 치료 기간
     (2021.9.11.~2021.10.25)

13   - 글 쓰다가 갑자기 찾아온 심한 어지럼증(9월 11일 1차 발병)
15   - 입원 3일 만에 퇴원, 또다시 어지럼증으로 응급실행
16   - 발병 6일 만에 세 번째 응급실행
      침도 못 삼키는 삼킴곤란 진단
19   - 뇌졸중집중치료실 6일 입원 뒤 일반 병실로
21   - (입원 7일째) 옆 병상 환자 때문에 홍역을 치르다
23   - (입원 10일째) 불안한 마음을 어떻게 진정시킬까?
25   - (입원 16일째) 비로소 재활의학과로 전과
26   - (입원 17일째) 본격적인 재활치료 시작
28   - (입원 28일째) 콧줄 시술 3번 실패로 고통 심해
30   - (입원 31일째) 내시경으로 식도에 문제가 없나 진찰
31   - (입원 36일째) 재활병원으로 옮기기 위한 수속 밟다

제2장 : 재활병원 치료(59일간)
     삼킴곤란 재활부터 퇴원까지
     (2021.10.25.~2021.12.23)

37   - (입원 38일째) 재활병원으로 전원
39   - (입원 39일째) 영양식이 전 병원과 다르다
41   - (입원 40일째) 본격적인 삼킴곤란 집중치료에 들어가다
42   - (입원 50일째) 6층에서 새로운 치료사와 만나다
45   - (입원 53일째) 8층에서 6층으로 치료실 옮겨
48   - (입원 54일째) 치료실에서 만난 심한 뇌졸중 후유증을 앓는 환자
50   - (입원 56일째) 삼킴치료를 안 받으려는 할머니를 보며

52 – (입원 57일째) 잦은 딸꾹질로 고생

54 – (입원 61일째) 콧줄을 빼는 삼킴검사에서 불합격

56 – (입원 62일째) 삼킴치료시 요령을 새롭게 배우다

58 – (입원 63일째) 재활치료 받는 환자들의 자세

60 – (입원 67일째) 눈을 잘 못 뜨는 환자도 말은 듣는다

62 – (입원 68일째) 한 달 만에 신선한 공기를 들이쉬다

65 – (입원 70일째) 새로 처방한 약

67 – (입원 73일째) 내일 삼킴검사날 잠이 오지 않는다

69 – (입원 74일째) 삼킴검사에 통과된 기쁜 날

73 – (입원 75일째) 콧줄 뺀 지 1일째, 삼킴치료와 함께 하는 운동치료

76 – (입원 76일째) 보고 체계가 원활치 않은 시스템

79 – (입원 77일째) 밥 먹을 때 자세를 교육받다

82 – (입원 78일째) 새벽에 열이 나서 폐렴인 줄 알고 놀라

85 – (입원 79일째) 코로나로 면회금지, 필요 물건 조달하기

87 – (입원 80일째) 또 하나의 진전 3단계 치료로 들어서다

88 – (입원 81일째) '간죽(미음)' 1주일째, 반찬도 갈아 나와

90 – (입원 82일째) 무성의한 주치의 문제 상의

94 – (입원 83일째) 이해할 수 없는 주치의 회진

97 – (입원 84일째) 콧줄 뺀 지 10일째 주치의를 바꾸다

99 – (입원 85일째) 점도증진제(연하제) 덕용포장 구입

101 – (입원 86일째) 치료식 90% 먹다

104 – (입원 88일째) 처음으로 영양사가 찾아오다

107 – (입원 89일째) 연말 안으로 퇴원할 결심하다

110 – (입원 90일째) 콧줄 뺀 지 16일째

112 – (입원 91일째) 수간호사에게 퇴원을 상의하다

114 – (입원 92일째) 드디어 12월 23일 퇴원 결정

116 – (입원 93일째) 입원 중 마지막 일요일

118 – (입원 95일째) 고마운 분들에게 마음의 선물을

120   - (입원 96일째) 온화한 마음으로 마무리하다

122   - (입원 97일째) 콧줄 뺀 지 (23일째) 손꼽아 기다리던 퇴원


## 제3장 : 퇴원 뒤 재택 치료
### (2021.12.24.~2022.3.3. 현재)


129   - (퇴원한 지) 4일, 약사발을 사다

130   - (퇴원한 지) 7일, 요구르트와 함께 과일을 갈아 먹다

131   - (퇴원한 지) 9일, 처음으로 밥을 먹다

132   - (퇴원한 지) 10일, 유용우 원장님께 선침패치를 맞다

134   - (퇴원한 지) 18일, 발병 이후 처음 삼겹살 먹다

135   - (퇴원한 지) 26일, 아침저녁 한 움큼의 약을 먹다

137   - (퇴원한 지) 55일, 깜박 잊고 점도증진제를 타지 않은 물을 먹고 기침하다

138   - (퇴원한 지) 67일, 병이 나았다는 진단을 받다


## 제4장 : 삼킴곤란에 대해 알아야 할 상식


143   1. 삼킴곤란(연하장애)이란?

145   2. 삼킴곤란이 생기는 질환

146   3. 삼킴곤란 환자가 스스로 할 수 있는 운동

148   4. 기타 삼킴곤란이 있을 때 알아둬야 할 것들

152   5. 책 초판을 펴낸 뒤 새롭게 보탠 내용들


## 제5장 : 삼킴곤란에 대한 한의사의 조언


157   삼킴곤란의 일반적인 증상과 원인

160   연구개의 작용과 이상 시 방어 기전

163   삼킴곤란을 극복하려면 노력이 필요하다

# 제 1 장

# 상급병원 치료(44일간)

## 발병에서 재활병원으로 옮기기까지

(2021.9.11~ 2021.10.25)

# 글 쓰다가 갑자기 찾아온 심한 어지럼증

(9월 11일 1차 발병)

## 대학병원 응급실에 실려 갔다가 3박 4일로 퇴원

9월 11일 저녁, 사무실에서 혼자 글을 쓰던 중 갑자기 하늘이 빙 돌았다. 난생처음 겪는 심한 어지럼증으로 의자에서 그만 땅바닥으로 주저앉았다. 순간 정신을 차려야 한다는 생각을 놓지 않았다. 그리고는 책상에 있는 손말틀(휴대폰)을 찾았다. 그리고 119를 눌렀다. 어지러워서 그렇지 정신은 그런대로 말짱했던 게 천만다행이다. "119상황실입니다. 무엇을 도와드릴까요?" 수화기 너머로 구세주의 목소리가 들려왔다. "여기 ***인데 제가 갑자기 어지러워서 주저앉았습니다. 구급차 좀 보내주세요."

잠시 뒤 구급차가 도착했다. 사무실까지 오려면 1층 출입구 디지털 잠금 자물쇠 번호를 눌러야 한다. 나는 구급대원에게 비밀번호를 또박또박 알려주었고 곧이어 사무실 디지털 잠금 자물쇠 비밀번호까지 알려주었다. 이걸 알려줄 수 있었던 게 내가 살 수 있었던 천행이었다고 생각한다. 그렇지 않았다면 문을 부수고 들어오는데 시간이 지체되었으리라. 아찔했다. 내가 일러준 번호를 눌러 용케도 구급대원이 긴급히 안으로 들어와 나를 부축하여 구급차에 오를 수 있었다. ㅁ대학병원까지 가는 시간은 평소라면 차로 10여 분이면 닿을 거리지만 그날은 마음이 다급해서인지 몇 시간이나 걸린 듯한 느낌이었다.

응급실에 들어가서도 한참을 기다렸다. 기다리는 동안 딸네 집으로 전화를 걸었다. 아내도 치료차 딸네 집에 있던 터라 모녀가 전화를 받자마자 ㅁ대학병원으로 달려왔다. 그러는 사이 병원에서는 CT, MRI 등을 찍고 나서는 뇌졸중으로 진단했다. 그동안 고혈압은 잘 조절되고 있었고, 고지혈증이나 그밖에 다른 조짐은 없었는데 갑자기 뇌졸중이라니? 귀를 의심했지만 일단 81**호로 입원 조치가 이뤄졌다. 이후 3일 동안 입원하면서 치료했다. 주치의(레지던트)가 불러 정밀 MRI 찍은 걸 보여주며 자세한 설명을 해주었다. 머리 핏줄이 좁아진 곳이 많고 한 군데는 혹이 나 있어 이 탓에 뇌졸중이 왔다고 했다.

# 입원 3일 만에 퇴원,
# 또다시 어지럼증으로 응급실행
## (9월 16일)

### 응급실에서 뇌졸중 환자를 관찰하지 않고 퇴원시켜

입원 3일 만에 뇌졸중 증상이 가시자 주치의인 신경과 교수는 퇴원하여 고혈압약과 아스피린을 잘 먹으면 괜찮다고 해서 귀가했다. 그러나 다음날 오후에 두통이 심하게 왔다. 왜 그러나 싶어 코로나백신을 맞았던 동네 의원을 찾았다. 의사는 혈압이 180까지 올랐다며, 바로 먹을 수 있는 혈압약을 처방해줘 약국에서 사다 먹었다. 그러나 두통은 쉽게 가라앉지 않았다. 밤이 되자 두통은 조금 가셨지만, 어지럼증이 다시 찾아왔다. 걱정돼서 그대로 있을 수 없었다.

그래서 다시 119를 불러 먼저 입원했던 ㅁ대학병원 응급실로 갔다.

문제의 발단은 여기서 일어난 것 같다. 그날 당직의사는 나의 증상을 살피더니 별다른 조처를 하지 않고 두 시간 만에 별문제 없다며, 집에 가라고 했다. 의사의 말을 믿고

집으로 가려고 택시를 타러 가는 데 발걸음이 오른쪽으로 자꾸 쏠렸다. 그때 발길을 돌려 응급실로 다시 갔어야 했다. 그러나 의사의 말만 믿고 '별일 없을 것'이란 생각에 그대로 귀가하여 잠을 청했다. 귀가 시각은 새벽 2시였다.

# 발병 6일 만에 세 번째 응급실행 침도 못 삼키는 '삼킴곤란' 진단
(9월 17일)

### '뇌졸중집중치료실' 입원

전날 새벽 2시에 귀가하여 아침 6시에 눈이 떠졌다. 일어나서 물을 좀 마시려고 한 컵의 물을 정수기에서 받아 삼키려다가 그대로 토해버렸다. 물이 안 넘어가는 것이었다. 어? 이게 웬일이지 싶어 다시 도전해보았다. 역시 물이 넘어가질 않았다. 물뿐이 아니었다. 침도 삼켜지지 않는 것이었다. 그러나 이것이 뇌졸중의 후유증인 삼킴곤란(연하장애)인 줄 모르던 터라 10시에 문을 여는 동네 이비인후과에 가보려고 생각했다. 그러나 이비인후과가 문을 여는 시각까지 아직 4시간이 남은 데다가 침조차 삼킬 수 없는 것이 아무래도 불길한 생각이 들었다. 불현듯 옷을 주워 입고 이번에는 택시를 잡아타고 먼저 입원했던 ㅁ대학병원 응급실을 다시 찾았다. 9월 11일에 발병하여 응급실을 찾았다가 3일 입원, 그리고 퇴원했다가 1일 만에 다시 응급실, 그리고 새벽 2시에 응급실 의사의 '괜찮다'라는 말을 믿고 퇴원했다가 다시 입원, 무려 6일 동안 입·퇴원을 세 번이나 반복했다. 말이 안 되는 이야기였다.

나중에 알고 보니 물을 삼키지 못했던 것은 뇌졸중의 후유증 때문이었다. 삼킴곤란이란 말은 생전 듣지도 보지도 못하던 병명이었다. 의사와 병원이 원망스러웠다. 이 지역에서는 크다는 3차병원인 ㅁ대학병원에서 어찌 이런 황당한 일이 있을 수 있단 말인가! 초기 응급실에 내원했을 때 뇌졸중이 의심스러웠다면 1주일이라도 입원시켜놓고 관찰을 해주었더라면 지금의 이런 후유증은 겪지 않아도 되지 않았을까 하는 생각이 뇌리를 스쳤다. 한 통계에 따르면 뇌졸중 환자의 50~70%는 삼킴곤란을 동반하며, 전체 입원환자 6%, 재활의학과 입원환자의 32%가 삼킴곤란을 동반한다니 적지 않은 사람들이 후유증을 겪는다는 사실을 알 수 있다. 그렇다면 다년간 의학공부를 거쳐 의사 면허를 딴 신경과 전공의들은 이런 사실을 미리 알고 있었어야 하는 것이 아니던가! 어처구니없는 황당한 일이 벌어진 것이라는 생각을 하니 화가 치밀었다. 그러나 입원 당시에는 물 한 모금 삼키지 못하는 상황에서 의사에게 따져볼 정신적인 여유가 없었다.

세 번째 찾은 ㅁ대학병원 응급실에서는 정밀 MRI를 찍는 등 부산을 떨었다. 그리고는 나를 뇌졸중집중치료실에 입원하도록 했다. 진작에 이런 조처를 했다면 나는 삼킴곤란이라는 고통스러운 후유증을 겪지 않아도 될 일이 아니었던가! '뇌졸중집중치료실'이란 말 그대로 뇌졸중 환자를 집중하여 관리하는 곳으로 보호자도 출입할 수 없는 일종의 중환자실 격이었다. 뇌졸중집중치료실은 8명의 환자가 입원해있었으며 간호간병통합병실로 24시간 간호사가 상주하는 시스템이었다.

# 뇌졸중집중치료실
# 6일 입원 뒤 일반 병실로

(9월 23일)

**6일 동안 영양주사로 지내다가 콧줄 끼고 영양식 주입**

입으로 밥을 먹지 못하는 가운데 두려움과 불안 탓에 눈이 쑥 들어간 몰골로 뇌졸중집중치료실을 벗어났다. 6일 동안 일종의 감금생활(?)을 청산하고 18**호, 일반병동으로 입원한 것이다. 이곳은 처음 발병이 나서 3일 동안 입원했던 그 병실이다. 나는 졸지에 입으로 음식을 씹어 삼키지 못하는 삼킴곤란 환자의 나락으로 떨어지고 말았다. 손발 등 수족은 멀쩡하지만, 콧줄에 의지하여 영양을 섭취해야 하기에 곁에 보호자가 필요했다. 부랴부랴 아내를 불렀다. 사실 아내는 5년 전 혈액암으로 생사를 넘나드는 병마와 싸웠고 아직도 요양 중인 환자인데 간병을 해달라고 다시 병실로 부르자니 미안한 마음 금할 수가 없었다. 그것도 기약할 수 없는 삼킴곤란 남편을 간호해달라고 부른 것이다. 하지만 아내는 간호하는 과정에서 한 번도 찡그리는 기색 없이 나의 손발이 되어 주었다. 식사 시간이 되면 삼킴곤란 환자들은 일반식이 아니라 콧줄을 통해 관급식을 먹어야 했다. 먹는다는 표현보다 영양식을 콧줄에 주입한다는 말이 더 맞는 말일 것이다.

관급식은 엘튜브(L- tube)라는 것을 코를 통해 위장까지 집어넣고 이 튜브를 통해 영양식(그린비아 장솔루션)을 주입하는 것이다. 영양식은 캔에 담겨있었는데 링거를 맞는 것처럼 영양식용 주머니에 담아 수액걸이에 걸고 똑똑 떨어지게 하는 방식이다. 영양식을 먹기 전후로는 물도 넣어준다. 물마저도 입으로 먹을 수 없기 때문이다. 먹은 뒤에는 약도 역시 이 콧줄을 통해 먹을 수밖에 없는데 일부 약은 가루처럼 곱게 빻아지지 않아 콧줄이 막히기 일쑤여서 아내는 그때마다 곤욕을 치러야 했다. 삼킴곤란 환자의 투약은 곱게 가루로 빻은 약을 제공하여야 함에도 거칠게 빻은 약 때문에 환자와 보호자가 생고생해야 했던 것을 병원 측은 모를 것이다.

# 입원 7일째 옆 병상
# 환자 때문에 홍역을 치르다
(9월 24일)

다인 병실에서 난동을 부리는 환자 때문에
밤새 뜬눈으로 새워

하필이면 재입원한 9월 18일부터는 한가위 연휴가 시작
되는 날이었다. 바깥세상은 코로나이긴 해도 명절 분위기
였겠지만 입원 중인 나의 애로사항은 삼킴곤란 치료에 대한
치료 일정이 자꾸 늦어지는 점이었다. 연휴는 22일 수요일
까지 이어졌고 이어 목요일과 금요일 이틀 진료 후에는
또다시 주말로 이어져 실질적인 삼킴치료에 대한 일정이
자꾸 지체되고 있었다. 나는 자꾸 불안해지기 시작하였다.
삼킴곤란이 발병한 뒤 시간은 가고 있는데 주치의는
앞으로의 치료 일정에 대한 말이 없다. 언제까지 콧줄을
끼고 있어야 하는지, 언제부터 침이라도 삼킬 수 있는 것인지
등등 궁금한것이 한둘이 아닌 데도 그걸 말해주지 않으니
더욱 가슴이 답답하였다.

그런데다가 일반 병실로 입원하여 첫날밤을 보내면서 뜻하지 않은 일 때문에 뜬눈으로 밤을 새워야 했다. 그것은 다름 아닌 공동 병실의 문제점이 노출되었기 때문이다. 이 병실에는 중증인 환자도 섞여 있었는데 한 환자가 뇌졸중 후유증이 심해 한밤중에 깨어나 소리를 고래고래 지르는 것도 모자라 침대를 쾅쾅 발로 차는가 하면 심지어 간호하는 자신의 아내에게 욕지거리하는 등 난리를 쳤다. 나를 간호하던 아내는 그러잖아도 신경이 날카로워진데다가 혈액암으로 긴 투병 생활을 이어온 뒤 이제 겨우 몸을 추스르던 판에 병실의 보호자용 좁은 의자에서 새우잠을 청하고 있는데 옆 환자의 난동으로 잠을 잘 수 없으니 난감한 지경이다.

거의 뜬눈으로 밤을 새운 나는 간호사실에 가서 병실을 바꿔 달라고 요구했다. 그러나 간호사가 말하기를 '불가하다'라는 것이었다. 그렇다면 똑같은 병실료를 내고도 마냥 희생하고 있어야 한다는 말인가? 나중에 알고 보니 조금 비싸지만 1인실이나 2인실에 잠시 입원했다가 4인실에 자리가 나면 그때 옮기는 방법도 있었는데 이러한 것을 알려주지 않고 무조건 '불가하다'라는 말만 하는 바람에 정신적인 고통이 컸다. 간호사들은 환자에게 병실 선택에 대해 충분한 설명을 해주어야 한다. 요컨대 환자의 선택권을 뺏지 말라는 것이다.

# 입원 10일째 불안한 마음을 어떻게 진정시킬까?

(9월 27일)

## 병원 3층 쉼터공원에서 바람을 쐬다

한가위 연휴와 주말이 끼어 제대로 된 치료를 할 수 없는 동안 불안하고 무료한 나날이 이어지고 있다. 식사 전 호흡기치료(레블라이저)를 하고 엘튜브를 통한 관급식과 투약, 그리고 역시 엘튜브를 통해 물을 마시는 일 말고는 할 일이 전혀 없다. 그렇다고 같은 병실의 다른 환자나 보호자·간병사 하고는 별로 말을 나눌 일도 없다. 그러다 옆 병상 보호자가 3층 바깥에 쉼터공원이 있다면서 나들이를 하는 게 어떻겠냐고 말을 했다. 나는 아내와 함께 오전·오후에 짬을 내어 쉼터공원에 가서 산책했다. 쉼터공원에 가니 그렇게 넓지는 않았지만, 환자나 보호자·간병사들이 제법 나와서 산책하고 햇볕을 쏘이고 있다. 공원은 병실의 탁한 공기 대신 그런대로 시원한 공기를 들이쉴 수가 있고, 꽃들이 가을을 느끼게 해주어 환자들에게 잠시라도 위안을 줄 만한 곳이었다. 하지만,

주치의도 볼 수가 없고, 제대로 치료를 받지 못하는 나의
상태로는 오로지 불안감만으로 가득했다.

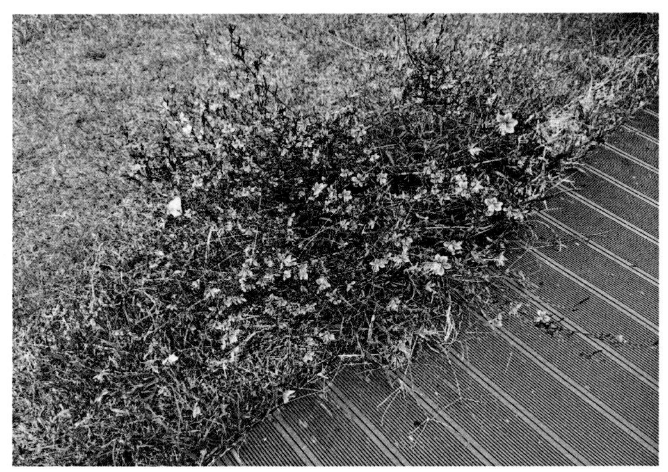

▲ 쉼터공원에 예쁘게 피어있는 꽃

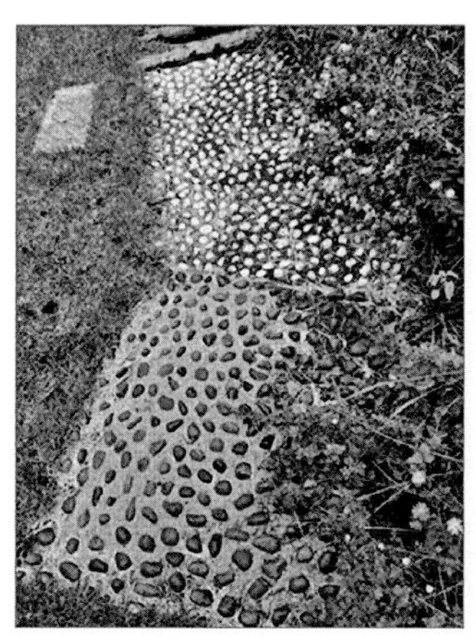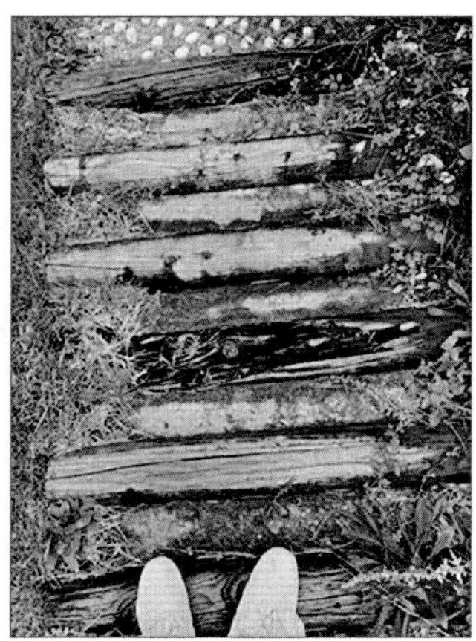

▲ 쉼터공원에는 자갈길과 나뭇길도 마련해두었다.

# 입원 16일째가 되어서야
# 재활의학과로 전과
(10월 3일)

삼킴치료가 지체되고 있어 불안한 끝에
신경과에서 재활의학과로 전과

그렇게 바라던 삼킴곤란 치료를 위해 오늘 자로 신경과에서
재활의학과로 전과되었다. 삼킴곤란을 겪기 시작한 때부터
15일 만의 조치였다. 진작에 재활의학과로 전과되지 못한
것은 한가위 연휴가 끼어서 진료다운 진료를 받을 수
없었던 까닭도 한몫했을 것이다. 이제 신경과에서는 투약
관리만 잘하면 되고 앞으로는 재활의학과에서 재활치료를
열심히 받으면 된다. 이때부터 식사 전, 호흡기치료를 하고,
콧줄 식사(관급식)와 약을 먹었으며, 항생제 주사를 맞았다.

저녁부터 본격적으로 재활의학과의 치료 준비가 시작되
었다. 인지검사, 소변량 검사와 소변잔량 검사, 밤 9시에는
심전도검사까지 했다. 재활치료를 하기 위한 준비단계인
모양이나 의사나 간호사 그 누구도 이런 검사를 왜 하는지

에 대한 설명이 없다. 그냥 따르면 된다는 식이다.

# 입원 17일째, 본격적인
# 재활치료 시작(10월 4일)
(10월 4일)

## 연하 전기자극 치료, 삼킴치료, 목 자극치료 시작

고대하고 고대하던 재활치료에 들어가는 날이다. 음식을 삼키지 못하고 심지어 침조차 삼키지 못한 지가 17일째다. 환자의 처지에서 불안한 것은, 이 난관을 극복하는 시간이 얼마나 걸리며, 앞으로 어떠한 과정을 거쳐서 치료하게 되는지 등에 관한 정보가 없다는 점이다. 주치의도 있고 치료사도 있건만 환자에게 이러한 사실을 알려주지 않으니 시간이 갈수록 마음이 다급해졌다. 하루라도 빨리 치료하지 않으면 영구히 음식을 삼키지 못하는 것은 아닌지에 대한 불안도 컸다.

그런 걱정 속에서 치료는 시작되었다. 오전에는 연하

전기자극 치료와 삼킴치료, 목 자극 치료를 받았다. 오후에는 걷기, 계단 오르내리기 등의 운동치료를 받았다. 운동치료사는 치료 도중 나의 직업 등을 세세히 물었다. 환자와의 친밀함을 통해 자칫 지루할 수 있는 시간을 대화로 풀어주려는 의도 같았다.

나는 인터넷 신문 발행인이라고 자신을 소개했다. 그리고 이 신문의 특징은 '한국문화가 중심이 되는 특화된 신문'으로 기존의 수많은 언론과는 차별화를 두고 있다고 하자 운동치료사는 나의 이러한 '문화운동'에 크게 공감해주었다. 대화가 통했다는 생각에 운동치료사의 지시가 쏙쏙 귀에 들어왔다. 이러한 대화도 치료의 한 방법일 것이란 생각이 들었다. 치료사와 같은 주제로 공감을 주고받다 보니 치료 효과가 배가 되는 듯했다. 그냥 치료사와 환자의 관계로 거리감을 가졌다면 나 역시 의무적인 치료만 맥 빠지게 받을 뻔했다. 좋은 치료사를 만난다는 것은 행운이다.

# 입원 28일째, 콧줄 시술
# 3번 실패로 고통 심해
## (10월 15일)

**시술 3번 실패, 4번째 시도를 앞두고
시술 거부에 들어가다**

위내시경을 하고 X-레이 촬영을 했지만, 콧줄(엘튜브)이 잘못 끼워졌다고 하여 레지던트 두 명이 병실에 와서 콧줄 끼기를 시도했는데, 3번을 내리 실패했다. 그 과정에서 콧줄이 자꾸 식도를 긁어 나는 상당한 고통을 겪었다. 전문 의료인이 콧줄 끼는 걸 실패하다니 이해가 되지 않았다. 4번째 시도할 때 나는 도저히 그 고통을 참을 수 없어 콧줄 끼기를 거부했다.

결국 레지던트는 내시경을 보면서 콧줄을 껴보겠다고 하고 물러갔다. 다만, 오늘이 금요일이라 주말에는 진료가 없으므로 월요일까지 내시경 작업을 할 수 없어 그동안 영양식을 주입할 수 없는 일이 벌어졌다. 콧줄 영양식이 나의 유일한 생명의 양식인데 콧줄을 뺀 상태라서 금요일 점심부터 월요일 콧줄을 다시 끼는 시간까지 영양수액

주사로 대신했다. 끼니로 치면 무려 열 끼니 이상을 수액으로 버틴 꼴이 되었다.

삼킴곤란 환자들에게 콧줄로 영양 공급을 해줄 수 있게 된 것은 상당한 의학의 진전이지만 이렇게 콧줄을 낄 때마다 한 번에 끼지 못하고 여러 번 시도 끝에 콧줄을 끼게 되면 환자들은 고통으로 거의 초주검이 된다. 나중에 알고 보니 콧줄이 위장으로 들어가면서 위벽에 닿아 꼬부라졌고, 그 때문에 콧줄을 60cm만 넣음으로써 위벽에 닿지 않도록 조정했다고 얘기한다. 왜 진작에 그렇게 못한 것인지, 환자의 처지에서는 도무지 이해가 가질 않는다.

# 입원 31일 차, 내시경으로
# 식도에 문제가 없나 진단

(10월 18일)

**식도에 이상 없는 것으로 진단, 삼킴장애 치료만 남아**

오늘은 이비인후과 진료를 했다. 혹시 목 부근에 무슨 문제가 있는지 보려는 것이다. 교수가 목구멍으로 내시경을 넣어 들여다보았다. 그런데 편도가 조금 부어있는 것 말고는 별다른 이상이 없단다. 천만다행이다.

이어서 소화기내과에서 내시경으로 식도와 위장까지 들여다보았다. 혹시 소화기 쪽에 종양 같은 게 있어서 그게 음식물이 위장으로 가는 걸 막고 있는 게 아닌지 확인한다고 했다. 다행히 그쪽으로도 별 이상이 보이지 않는다는 진단이다.

고맙게도 재활의학과, 소화기내과, 이비인후과 교수가 모여 내시경 결과 등을 놓고 숙의를 했단다. 환자 한 명을 위해 교수 셋이 모여 머리를 맞댔다니 참으로 고마운 일이다. 상급병원이어서 가능한 일일 것이다. 결과는 소화기내과,

이비인후과 쪽으론 아무 문제가 없으니 삼킴장애에 관한 재활치료만 잘 받으면 된단다. 오랜만에 불안감 하나가 해소된 느낌이다.

# 입원 36일 차, 재활병원으로 옮기기 위한 절차를 밟다
## (10월 23일)



어느새 입원 36일을 맞았다. 이제 ㅁ대학병원에서 할 일은 다 했다고 재활병원을 알아보라고 한다. 하여 일주일 내내 내게 적합한 재활병원을 찾느라 날마다 인터넷을 뒤져보고 있다. 재활병원에 대한 특별한 정보가 없다 보니 인터넷에 의존할 수밖에 없는 실정이 안타까웠다.

삼킴곤란을 얼마나 치료해야 콧줄을 빼고 정상적인 식사를 할 수 있는지? 재활병원에서는 어떤 식으로 치료가 이뤄지는지 등등 모든 것을 환자나 보호자가 손수 알아보고 재활병원을 결정해야 한다. 문제는 치료비다.

ㅁ대학병원에서는 아내가 숙식하면서 나의 콧줄 영양식 등을 도와주었지만 아내도 환자인지라 한 달 넘게 환자 수발에 지친 아내에게 재활병원까지 가서 도와달라는 말을 할 수가 없었다. 그러다 보니 재활병원에서는 간병비를 추가해야 하는 문제가 생겼다. 재활병원 1달 비용은 100만 원부터 150만 원 정도이고 거기에 간병비(공동 간병의 경우) 하루 2~3만 원씩을 계산하면 병원비가 월 200만 원을 훌쩍 넘는다. 치료비 부담이 너무 커서 재활병원 선택이 몹시 어려웠다.

불안한 것은 치료비도 치료비지만 삼킴곤란의 회복 기간이 얼마나 걸릴까에 대한 정보를 주는 곳이 없다는 점이다. 한두 달이 걸릴지 서너 달이 걸릴지 아니면 일 년이 걸릴지… 안개 속에서 며칠을 고심에 고심하면서 재활병원을 찾느라 애를 먹었다. 콧줄을 낀 상태라 병원에 문의하기 위해 전화를 하려고 하면 정확한 발음이 나오질 않아 이중고를 겪어야 했다. 아내에게 전화 문의를 해달라고 하고 싶지만, 환자인 내가 궁금한 것을 직접 물어야 해서 물색 중인 재활병원과는 내가 통화를 했다. 서울 동대문구 장안동에 있는 병원과 강남구 역삼동, 구로구 구로동, 경기도 분당 등의 재활병원에 일일이 전화를 하고 누리집(사이트)을 조사해봤다. 모두 마땅치 않았다. 입원비가 지나치게 비싸거나 삼킴치료에 대한 정보가 불확실했다.

다행히 ㅇ재활병원이 조건이 맞아 이곳과 상의하여 전원
(轉院) 날짜를 10월 25일로 잡았다. 재활병원을 잡고 나니
마음이 홀가분했다. ㅁ대학병원에서의 생활도 이제 이틀
후면 끝이다. 오늘은 이곳에서 먹고 있던 약을 적어본다.
재활병원으로 옮기게 되면 약도 달라질 수도 있어서 꼼꼼
하게 적어 놓는 것이다.

**〈아침 약〉**

- Astrix 100mg (심혈관계 예방)
- Plavix 75mg (혈전생성 예방)
- Twynsta 40/5mg (혈압약)
- Muteran 200 mg (가래 배출 원활)
- Urse 100mg (담즙 분비 원활)
- Bioflo 250 (장 개선)

**〈점심 약〉**

- Muteran 200 mg (가래 배출 원활)
- Urse 100mg (담즙 분비 원활)

**〈저녁 약〉**

- Kebalin cap (대상포진후 신경통)
- Muteran 200 mg (가래 배출 원활)
- Lipitor 40mg (혈중 콜레스테롤 감소)

# 제 2 장

# 재활병원 치료(59일간)

## 삼킴장애 재활부터
## 퇴원까지

(2021.10. 25 ~ 2021.12.23)

# 재활병원으로 전원

## (통산 입원 38일 차, 10월 25일)

### 콧줄을 낀채 간병인 없이 홀로 입원

대학병원인 ㅁ대학병원에서 37일 만에 재활병원으로 옮기게 되었다. 밤새 뜬눈으로 새우고 전원(轉院)키로 한 날 아침이 밝았다. 평생 병원 입원 없이 살아온 내가 갑작스러운 뇌졸중 진단을 받고 37일 동안 입원을 하고 이제 콧줄을 낀 채로 재활병원으로 옮겨야 한다니 아무리 생각해도 믿을 수 없는 일이었다. 그러다 보니 이번 발병이 자꾸만 백신주사 부작용이 아닌가 하는 생각이 들었다. 37일 동안 나의 뇌리에 박혀있던 백신주사 부작용에 관한 생각은 이후에도 나를 줄곧 괴롭혔다. 백신주사가 뇌졸중의 원인임을 어찌 환자 자신이 밝힌단 말인가! 이 사실을 숙제로 남기고 나는 환자복을 벗고 퇴원을 위해 37일 만에 일상복으로 갈아입었다.

그리고는 ㅁ대학병원에서 승용차로 1시간 거리에 있는 ㅇ재활병원으로 옮겼다. 내가 ㅇ재활병원을 고른 까닭은 삼킴치료를 오전, 오후에 걸쳐 2시간 이상을 하고 있다는 사실과 기타 재활치료도 다양하다는 누리집의 설명을 보았기 때문이다. 퇴원 당일엔 회사 일로 바쁜 딸이 시간을 내어 입·퇴원 절차를 모두 끝내 주었고 새로 입원할 재활병원까지 동행하여 원무과에서 절차를 밟고 입원실까지 따라와 살펴주었다.

그러나 재활병원 입원생활은 혼자서 하기로 했다. 따라서 ㅁ대학병원에서 37일 동안이나 쪽잠을 자며 나를 간호하던 아내도 귀가시키고 간병인도 두지 않은 채, 콧줄을 낀 상태의 나는 혼자 덩그렇게 병실에 남았다. 병원비 절감 차원에서였지만 아직 콧줄을 낀 상태라 불안감은 남아있었다. 그러잖아도 이런저런 걱정이 큰데 5인실 입원실에 들어서니 내 자리는 양쪽 병상 사이로 배정되어 있었고 협소하기 짝이 없었다. 만일 아내가 와서 간병을 했다면 공간이 좁아 간호할 수 없을 정도였다. 두 병상 사이에 끼어 좁은 것까지는 이해한다 해도 문제는 또 있었다.

# 재활병원 입원 1일째,
# 영양식이 전 병원과 다르다

## (입원 통산 39일째, 10월 26일)

**콧줄 영양식 방법이 ㅁ병원과 달라 익히느라 애를 먹다**

재활병원에서 이틀째를 맞이했다. 당장 달라진 것은 콧줄 식사 방법이다. ㅁ대학병원에서는 '그린비아 장솔루션'이란 것을 주머니에 담아 먹었는데 여기선 종이팩으로 된 '뉴트리웰 RTH TF'를 먹게 했다. 환경이 달라지니 전 병원에서 배워온 것이 아닌 다른 방법을 배워야 했다. 팩을 수액걸이에 끼우고 팩의 뚜껑을 연 다음 엘튜브와 연결하는 과정을 이제는 스스로 해야 한다.

그동안 아내가 콧줄 식사준비를 대신해 주었으나 이제 직접 하다 보니 이리저리 시행착오가 생긴다. 영양식을 주입하기 전후로 물을 먼저 넣어주어야 하지만, 이때 엘튜브 연결관을 먼저 꺾어줘야 하는데 그렇게 하지 않아 영양식이 쏟아지기도 했다. 또 약을 넣을 때 관이 약에 막혀 잘 들어가지 않아 애를 먹기도 했다. 이를 보다 못한

옆 환자의 간병사 아주머니가 철사 옷걸이를 휘어 높은
커튼 걸이에 걸어 놓은 다음, 팩을 걸어놓으니 영양식이
술술 잘 들어간다. 역시 이웃을 잘 만나야 한다는 말은
입원실에서도 통한다. 간호사는 멀리 있어 바로 도움을 못
받지만, 옆 간병사는 바로바로 조언을 해줘 차츰 재활병원
생활에 적응해나갈 수 있었다.

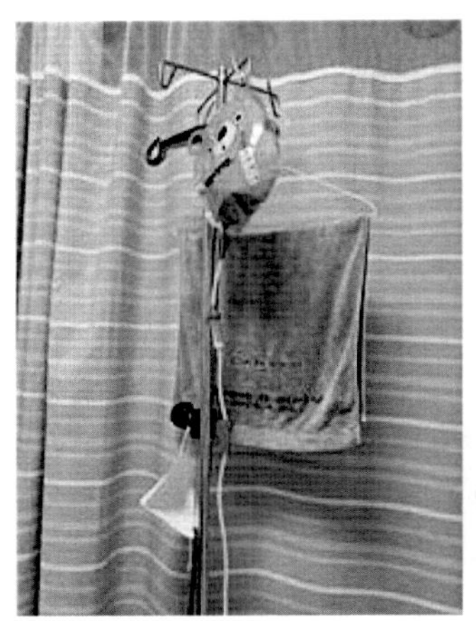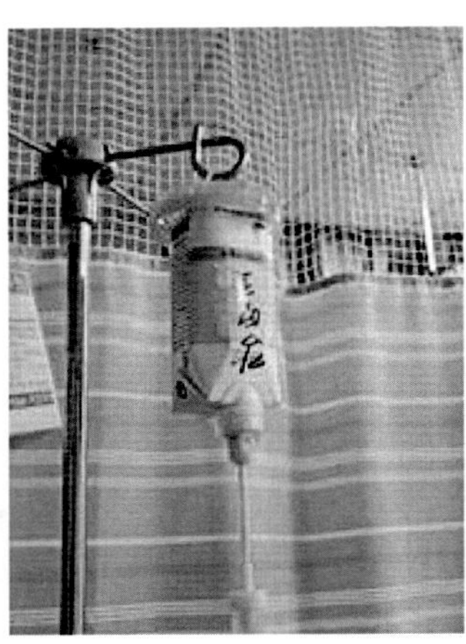

▲ 콧줄 영양식이 다르다 보니 환자의 처지에서는 새로 익히기가 쉽지 않다.
콧줄 영양식(왼쪽은 ㅁ대학병원용, 오른쪽은 ㅇ재활병원용)

# 재활병원 입원 2일째,<br>본격적인 삼킴장애 집중치료에<br>들어가다.

(입원 통산 40일째, 10월 26일)

발병 40일 만에 처음으로 요플레 반통을 삼키다.

전원한 지 이틀째 본격적으로 재활치료를 받았다. 물론 운동치료도 받기는 했지만, 나의 치료 목표는 삼킴치료다. 오전에는 목에 전기자극을 주는 치료를 받았으며, 오후에는 요플레 반 통을 먹는 연습을 했다.

전기자극 치료는 ㅁ대학병원에서도 했지만 요플레를 먹는 것은 ㅇ재활병원에 와서 처음 시작한 치료다. 처음으로 요플레 반 통을 먹고 감개무량한 생각이 들어 눈물이 날 뻔했다. 이제 뭔가 목으로 삼킬 수 있다는 사실과 비로소 제대로 된 치료를 받는 느낌이 들었다.

재활치료에는 삼킴치료 말고도 운동치료가 있는데, 언뜻 보면 삼킴곤란 환자에게 운동치료가 무슨 필요가 있나 싶지만 사실 병원 입원 기간이 길수록 균형감각도 떨어지고 근육도 많이 빠져 있어 삼킴곤란 환자들에게도 꼭 해야만 하는 치료임을 절감한다. 치료사들의 주문대로 따라 하다 보면 땀도 조금 나고 힘들다는 느낌이 들기도 하지만 이렇게 하는 길만이 퇴원 뒤 일상으로의 복귀에 도움이 된다는 생각에 최선을 다해 운동치료에 임했다.

# 재활병원 입원 12일째, 6층에서 새로운 치료사와 만나다
### (입원 통산 50일째, 11월 6일)

**'기도와 식도'에게 음식물을 삼킨다는 신호를 보내라**

재활치료는 오전과 오후로 나뉘는데 월요일에서 금요일까지 는 입원 중인 8층에서 받고 토요일에는 오전에만 6층 재활 치료실에서 통합치료를 받는다. 계속 8층 치료실에서 받았 다면 치료사의 치료 방법을 견줄 수 없었을 텐데 층별로 치료사가 다르다 보니 6층 치료사의 치료법이 눈에 띄게 다르다는 것을 알았다. 처음 만난 6층의 ㄱ치료사는 "입에서 충분히 씹는 동작을 하고 혀를 굴려 침을 많이 나오게 하면 기도와 식도에 음식물이 들어간다는 신호를 주어 기도를 닫고 식도를 열게 됩니다. 그러면 원활한 삼킴 동작을 할 수 있게 되지요."라고 말해주었다. 이런 이야기는 처음 듣는 것이다. 음식물을 씹는 동작을 하면 위장에 신호를 주어 소화할 수 있게 준비해준다는 얘기는 한의사에게서 들어 익히 알고 있는 얘기였지만 '기도와 식도'에게도 신호를 보내준다는 얘기는 새로운 정보였다.

입과 연결된 인두(咽頭)는 식도와 기도에 붙어있는 깔때기 모양의 근육성 기관으로 평소는 기도가 열려 있어 숨을 쉴 수 있는 통로가 되고, 음식물을 먹게 되면 기도를 닫고 식도를 열어준다고 한다. 만일 이때 기도를 닫지 못하면 기도를 통해서 음식물이 폐로 들어가고 그러면 폐렴에 걸려 심각한 상태로 진전되기도 해서 기도를 닫고 식도를 열어주는 기능은 매우 중요하다. 그러나 삼킴곤란 환자는 이를 잘할 수 없다는 게 문제다. 그래서 이를 호전시키기 위해 혀와 목의 힘을 기르는 자극과 치료를 하게 되는 것이 삼킴치료다. 이런 얘기를 듣다 보면 사람의 몸이 참으로 신비롭다는 생각이 든다.

ㄱ치료사를 만나고 나서 새로운 세상을 보았다는 생각이 들었다. 8층에서 한 삼킴치료는 솔직히 큰 도움이 안 되었다. 삼킴치료에 대한 정확한 설명과 시도가 없었던

것이 6층 치료사와 확연히 다른 점이었다. 발병하여 입원한 지 50여 일 동안, 나는 줄곧 콧줄을 통해 음식을 공급받는 환자였다. 침도 제대로 못 삼키는 환자인지라 재활 훈련을 통해 조금씩 음식을 삼키는 훈련을 받아야 하는 처지에서는 치료사의 일거수일투족이 중요할 수밖에 없다.

6층의 치료사는 나의 갈증을 풀어주는 실력을 갖추고 있었고 치료 때 충분한 설명을 해주어 나의 불안을 해소해 주었다. 그러나 문제는 토요일만 6층 치료사를 만날 수 있다는 점이다. 고심 끝에 8층 수간호사에게 이런 사실을 말해 치료사를 바꿔 달라고 했다. 수간호사는 처음 입원했을 때부터 여러 가지를 얘기하고 도움을 청한 적이 있는데 비교적 소통이 잘 되는 분이었다.

# 재활병원 입원 15일째,
# 8층에서 6층으로 치료실 옮겨
## (입원 통산 53일째, 11월 9일)

### 치료사들도 천차만별의 실력

8층 치료사와 6층 치료사의 치료 방법이 다르다는 것을 안 나는 큰 용기를 내어 수간호사에게 내 생각을 전한 것이다. 나는 하루라도 빨리 삼킴치료를 받아서 병원을 나가야 하는 사람이기에 반드시 6층 치료사에게 치료를 받아야 한다고 생각했다. 내가 의견을 제시하지 않으면 나는 8층 입원환자라서 꼼짝없이 8층 치료사에게 받아야만 한다. 하지만 환자가 치료사를 위해 존재하는 것이 아니고 오히려 치료사가 환자를 위해 존재하는 것이라는 생각에 미치자 나는 다급해졌다. 그런데 오전에 8층 치료사가 하는 말이 "6층 주임과 상의한 결과 조정이 어렵다."라는 말을 하는 것이 아닌가? 부탁을 수간호사에게 했으니 수간호사가 답을 주는 게 맞을 텐데 8층 치료사가 어찌 나의 심중을 알고 나에게 '안 된다'라고 하는 것인가? 바로 따지고 싶었지만 따진다면 그의 앞에서 '당신은 6층 치료사보다 못하다'라고 말하는 꼴이라서 오전 치료 시간에는 그저 묵묵히 치료만 받고 끝냈다. 그리고 점심 뒤 수간호사에게 상황을 얘기하고 오후 치료를 거부한 채 병실에 남아있었다. 그런 소식을 들었는지 오후에 7층 주임이 수간호사와 함께 찾아왔다.

그런데 7층 주임이 대뜸 하는 말이 "환자분이 먼저 화를 냈다고 하던데 왜 화를 내셨나요?"하고 묻는다. 나는 기가 막혔다. 나는 말했다. "내가 화를 내다니요? 나잇살이나 먹은 내가 치료사와 다툴 일이 무엇이란 말인가요. 그리고 지금까지 치료사와 사이도 좋았는데 어찌 화를 냈다고 하시는지요? 특히 치료사를 바꾸고 싶다는 말은 수간호사에게만 말한 것이라서 8층 치료사에게 화를 낼 이유가 없는데 내가 화를 냈다는 것은 맞지 않은 이야기입니다."라고 했다.

그러자 수간호사는 "이런 때 병원은 환자의 편이 되어야지 직원의 편을 들 수 없습니다."라고 하면서 자리를 피해 버렸다. 그러자 7층 주임은 꼬리를 내리면서 "조정해 보겠습니다." 하면서 나갔다. 공연히 마음이 심란했다.
8층 치료사가 6층 치료사처럼 치료를 잘해주었다면 나의 '치료사 교체' 요구는 일어나지 않았을 것이다. 8층 치료사의 치료대로라면 나의 삼킴치료는 진전되지 않을 것이라는 확신이 있었기에 물러설 수 없다고 생각했다.

| 월~금 시간표 | 808 호 | | 성명 | 김영조 |
| --- | --- | --- | --- | --- |
| 10:45 | 연하(██████) | 1:45 | 연하(██████) | |
| 11:15 | 연하전기 | 2:15 | 운동(██████) | |
| 11:45 | 운동(██████) | 2:45 | 런닝머신 | |
| | −12:15 끝 − | 3:30 | 연하전기 | |
| | | | −4:00끝− | |

▲ 새로 바뀐 치료사가 주고간 치료일정표

5시가 조금 지나자 6층 치료사가 조정된 시간표를 가지고
와 내일부터 6층에서 치료를 받으라고 전해주고 갔다. 결국
하루 만의 치료 거부 사건은 곧 해결되어 다음 날부터는
6층에서 치료를 받게 되었다. 주변에서는 "치료사나 의사도
자신과 맞는 사람이 있는 것이다"라며 격려를 해주었다.
언뜻 들으면 억지를 부린다고 생각하겠지만 8층 치료사와
6층 치료사의 치료 방법을 경험한 나로서는 그렇게
해서라도 치료사를 바꿀 수밖에 없는 처지였다.

# 재활병원 입원 16일째,
# 치료실에서 만난 심한 뇌졸중
# 후유증을 앓는 환자

## (입원 통산 54일째, 11월 10일)

### 타산지석으로 다른 환자를 보면서 용기를 얻다 (1)

내가 치료받는 옆에 젊은 여성 환자가 경사침대에서 치료를 받았다. 경사침대란 척추손상이나 뇌졸중의 후유증으로 스스로 일어설 수 없는 환자에게 기울어짐(경사)을 조절할 수 있도록 하여 선 자세를 만들어주는 침대다. 그 언니가 간병을 하고 있는 그 환자는 20대인 줄 알았더니 47살이란다.

"뇌졸중으로 쓰러진 것이 네 번째예요. 다행히 좋은 교수님을 만나 수술하지 않고, 작은 구멍으로 시술을 한 덕에 이 정도입니다. 그런데 이번에는 '삼킴곤란'까지 왔어요." 그러면서 환자 보호자인 언니가 내게 묻는다.

"콧줄로 영양식을 먹으면 맛을 느끼나요?"

"맛을 관장하는 미각은 혀에 있는데 콧줄로 들어가는 영양식은 입을 건너뛰고 코를 통해 바로 식도와 위장으로 들어가 버리기 때문에 맛을 전혀 느끼지 못합니다."라고 했더니,

"아 그렇겠네요. 콧줄이 부담스럽지 않나요? 직접 삼킴곤란을 겪어보지 못해서 알 수가 없어서요. 동생한테 물어볼 수도 없고"라고 또 묻는다.

당연히 콧줄은 무척이나 부담스럽다. 코 한쪽이 반은 막혔으니 숨쉬기도 어렵고, 코를 쉽게 풀 수도 없다. 더더군다나 길게 콧줄이 달려 있으니 머리 감기나 세수도 어렵다. 얼마가 지나야 콧줄을 뽑고 입으로 음식을 먹고, 물을 마실 수 있으려나 싶은 생각에 금세 마음이 울적해졌다. 하지만, 말도 못 하고 손발도 제대로 쓸 수 없는 상태에서 언제 치료가 끝날지 모르는 저 젊은 여성 환자에 견주면 그래도 나는 다행스럽다는 생각이 든다. 다른 곳은 멀쩡하고 삼킴곤란만 있는 것이니 어서 치료하면 머지않아 나갈 수 있을 것이라는 희망을 품어보았다.

# 재활병원 입원 18일째, 삼킴치료를 안 받으려는 할머니를 보며

(입원 통산 56일째, 11월 12일)

## 타산지석으로 다른 환자를 보면서 용기를 얻다 (2)

오늘도 삼킴치료를 부지런히 받았다. 삼킴치료 가운데는 목에 전기자극을 주는 치료도 있는데 전기자극이 올 때 목에 힘을 주어 침을 꿀꺽하고 삼키라는 게 치료사의 조언이다. 그래야 목에 힘이 생겨 삼킬 때 수월해진다는 얘기다. 그러나 말이 쉽지 전기자극이 올 때에 맞춰 침을 삼키는 일은 생각처럼 쉽지 않다.

오늘은 전기자극 치료를 받는 바로 옆에 휠체어를 탄 할머니가 삼킴치료를 받고 있었다. 그런데 할머니는 한사코 휠체어 잠금장치를 풀고 달아나려 하고, 치료사는 말리느라 씨름하고 있다. 치료사가 "할머니 저번에는 화장실 가신다고 거짓말 하셨잖아요. 그런데 그게 매번 통할 수는 없어요. 좀 더 멋진 거짓말을 한번 만들어 오세요. 그러면 못

이기는 체 보내드릴게요."라고 하며 할머니를 달랜다.

하지만 할머니는 다른 거짓말을 대지 못한다. 치료사는 기어코 혀누르개(설압자 - 舌壓子 : 혀를 아래로 누르는 데 사용하는 의료 기구)로 마사지를 하고, 시큼한 오렌지액을 면봉에 묻혀 입속에 넣어 빨게 하고는 침과 함께 삼키게 한다. 자식들은 할머니 치료를 위해 재활병원에 입원시켰지만, 할머니는 이러한 치료과정이 버거운 것이다. 치료사와 할머니의 실랑이를 보면서 우습기도 하고 안타깝기도 했다. 치료란 환자와 치료사의 마음이 일치되어야 하는데 할머니처럼 치료를 안 받으려고 할 때는 치료사도 힘들겠다는 생각을 해본다.

# 재활병원 입원 19일째,
# 잦은 딸꾹질로 고생
## (입원 통산 57일째, 11월 13일)

**심한 딸국질, 스트레칭 등 운동요법 진행 중 차츰 사라져**

오후 삼킴치료 시간에 기침과 딸꾹질이 나와 힘들었다. 결국 삼킴치료를 포기할 수밖에 없었다. 삼킴장애의 증상 가운데 딸꾹질은 정말 견디기 어려운 일이다. 일이십 분도 아니고 몇 시간씩 지속할 때는 죽고만 싶다. 주기적으로 찾아오는 딸꾹질을 멈추게 하려면 약을 먹는다, 뭐다 하여 노력해보지만 잘 멈춰지지 않는 때가 있다. 기침과 함께 딸꾹질이 나오는 날도 있다. 기침과 딸꾹질은 몸 어딘가의 이상 증상이다. 특히 재활치료를 시작하기 전인 ㅁ병원에서는 딸꾹질이 수시로 찾아와 고생을 많이 했다. ㅇ재활병원으로 옮겨 와서도 일정 기간 딸꾹질로 고통스런 시간을 보내야했다. 그러나 날마다 격한 스트레칭으로 땀 흘려 운동하는 가운데 어느새 자연치유가 되었는지 딸꾹질이 줄어들었다. 치료가 진행될수록 딸꾹질은 점차 꼬리를 내리고 사라졌다. 이 모든 것은 치료사의 잘 짜인

치료 덕이라는 생각이 들어 치료사에게 '마이더스' 손을
가졌다고 하니 웃는다.

오후에는 삼킴치료를 위해 목에 전기자극을 하는
시간이었다. 옆에서는 젊은 청년이 전기자극 치료를 받고
있었다. 눈은 떴지만, 허공을 바라볼 뿐 말도 하지 못한다.
목에는 가래를 뽑아내는 구멍도 나 있다. 간병을 하는
사람은 환자의 누나로 그는 환자의 귀에 대고 "눈 감아,
눈 뜨면 아프잖아. 꿀꺽 침을 삼켜봐. 그래야 밥을 먹을 수
있어. 옳지! 큰누나가 맛있는 거 사 준다고 했으니 빨리
일어나거라."라고 하며 애를 태우고 있다. 환자 본인은
모르겠지만 옆에서 병시중을 하는 누나는 얼마나 힘이
들까? 치료를 받으면서 옆 환자의 딱한 모습이 눈에
들어온다는 것은 내 병이 어느 정도 호전되고 있다는 것이
아닌가 하는 생각이 든다.

한편으로는 어쩌다가 침도 못 삼키는 환자가 되어 콧줄을
낀 채 재활치료를 받고 있는 자신을 생각할 때마다
우울감이 찾아오지만, 옆 환자처럼 손발을 못 쓰고 있는
환자를 마주하게 되면 그래도 정신이 말짱하고, 손발에
아무런 문제가 없는 나는 행복한 환자라는 생각에 잠시
위안을 받게 된다.

# 재활병원 입원 23일째,
# 콧줄을 빼는 삼킴검사에서 불합격
## (입원 통산 61일째, 11월 17일)

**평소 잘하다가도 의사 앞에만 서면 긴장하기 일쑤**

재활병원에서는 2주에 한 번씩 콧줄을 계속 둘지 아니면 뺄지를 가리는 검사를 한다. 쉽게 말하면 의사 앞에서 시험을 보는 것이다. 콧줄을 낀 환자들이 줄지어서 자신의 순번을 기다린다. 이미 한번 실격을 당한 나로서는 긴장감으로 손에 땀이 다 났다.

결국 이번에도 기다렸던 콧줄 빼기 통과 소식은 없었다. 검사하러 갈 때 삼킴치료사는 '이번에는 좋은 결과가 나올 것'이라고 기대 어린 이야기를 해주었으나 이상하게 실전에 들어가면 삼킴 성적이 나빴다. 통과하려면 주치의가 입속에 넣어주는 요거트나 점도증진제를 탄 물을 힘차게 삼켜야 하고 잔류물이 남지 않게 하여야 한다. 그런 생각으로 임하지만, 역시 시험대 앞에만 서면 작아진다. 좋은 결과를 기대하고 검사에 임했기에 실망감이 더욱 컸다. 아! 콧줄은 언제 빼고, 병원문은 언제 나가며, 그리운 이들은 언제 만날 수 있단 말인가? 코로나19로 면회도 일절 금지된 터라 손말틀(휴대폰)과 인터넷 말고는 세상과 단절된 채로 산 지 벌써 두 달여다. 과연 콧줄을 뺄 수는 있기나 한 것인지 모를 일이다. 콧줄을 빼면 미음식으로 들어간단다. 벌써 입으로 음식을 먹지 못한지도 두 달이 넘었다. 그렇게 즐겨 먹던 삼겹살도, 된장찌개도 한낱 희망 사항일 뿐 하루하루 갈수록 마음만 초조하다.

먹지 못하는 병이 얼마나 슬프고 고통스러운 병인지, 이런 날은 차라리 손발을 못 써도 입으로 아작아작 소리를 내며 밥과 김치를 먹는 게 더 나은 게 아닐까 하는 생각도 가져본다. 5인용 병실에 식사 시간이면 여기저기서 음식 씹는 소리가 들려온다. 부럽다. 부럽다 못해 비참한 생각마저 든다. 그럴 때 지인들로부터 '카톡'하고 전해지는 메시지는 그나마 한 줄기 빛이다.

"밤새 무탈하고, 날마다 재활치료를 잘 받고 있다 보면 머지않아 콧줄 빼는 날도 오고 음식도 먹을 날이 있을 겁니다. 힘내세요."
"힘내세요. 그리 멀지 않은 날, 맛있다고 하며 음식을 드실 수 있을 겁니다."
"좌절은 금물입니다. 아마도 고지가 저기 일 듯합니다.

힘내십시오."

이러한 위로의 말들은 천금과도 바꿀 수 없는 보배로운 말이다. 고마움을 넘어 병실 바닥에 넙죽 엎드려 큰절이라도 올리고 싶은 심정이다. 퇴원하면 일일이 찾아뵙고 감사의 인사를 올리리라. 고마운 이들의 위로로 오늘 하루의 고통도 씻은 듯이 사라짐을 느낀다.

# 재활병원 입원 24일째, 삼킴 치료시 요령을 새롭게 배우다.
(입원 통산 62일째, 11월 18일)

## 삼킴치료에 대한 세세한 설명, 환자에겐 큰도움

9시 30분 주치의 회진

"지난번 검사에 견줘 치료 속도는 빠릅니다. 물에 점도증진제(연하제)를 타서 마시는 연습을 열심히 하세요. 오늘 콧줄을 바꾸는 날이지만(교환주기 한 달) 환자가 콧줄에 트라우마가 있는 점을 고려하여 2주 뒤 다시 연하검사가 있으니 그때 합시다." 회진 시에 주치의는 이렇게 말했다. 다음 검사 때는 통과하여 콧줄을 빼게 될지 작은 희망을 품어본다.


### 오전 삼킴치료 (10:45 ~ 11:15)

ㄱ 치료사(6층 치료사)가 휴가여서 7층 치료사가 임시로 와서 치료해주었다. 같은 치료사라 하더라도 약간씩 치료방법이 달랐다. 이번 치료사에게 하나 배운 것은 '삼키는 방법에 대한 조언'이었다. 그는 말했다.


"요플레든 주스든 먹을 때는 목에 힘을 줘서 꿀꺽하고 삼켜라. 그럼 훨씬 힘이 들어가 잘 먹을 수가 있다."


7층 치료사의 말대로 하니 훨씬 잘 넘어갔다. 나 자신이 그걸 또렷하게 느낄 수 있었다. 삼킴이 잘 되니 더욱 자신감이 생겼다. 오늘 치료사는 30대로 보이는데 아무래도 20대 치료사보다는 경력이 있어서 그런지 삼킴치료에 도움이 되는 조언이 귀에 쏙쏙 들어왔다. 역시 환자에게 맞는 치료사란 존재하는 것이라는 생각이다. 병원 사정상 담당 치료사가 휴가를 간다던가 주말 담당이 다르다 보니 치료사의 치료방법을 견줘볼 수 있다. 가능하면 삼킴치료에 대한 세세한 방법을 가르쳐 주는 치료사가 내게는 필요하다. 그렇지 않을 때는 치료사를 바꾸는 것도 고려해야 할 것이다.

# 재활병원 입원 25일째,
# 재활치료 받는 환자들의 자세
## (입원 통산 63일째, 11월 19일)

### 날마다 반복되는 치료 일상, 주변 환자를 관찰하다 (1)

연하전기 치료를 받다 보면 다양한 환자와 만난다. 오늘 옆에서 치료를 받던 한 할머니 환자도 치료사와 실랑이하는 모습이 안쓰럽다. 할머니 환자는 연신 휠체어 브레이크를 풀고 치료사는 다시 브레이크를 잠그기에 바쁘다. 그뿐만이 아니다. 치료사는 치료하기 위해 차가운 혀누르개(설압자)나 전동칫솔을 목이나 볼에 대려고 하고 할머니는 그것을 쳐내기 바쁘다. 결국 치료사는 치료를 포기하고 말았다. 아무리 달래도 말을 듣지 않는 환자는 치료사들을 곤란하게 만든다.

또 한 할아버지 환자는 연하전기 치료받기를 거부했다.

치료사가 그 까닭을 물으니 화장실에 가고 싶다는 것이다. 그래서 확인해보니 기저귀를 차고 있었다. 치료사가 그대로 싸라고 하니 안 된다며 화장실을 꼭 가야만 한다고 고집을 부린다. 여자 치료사는 남자 화장실을 들어갈 수 없다며, 간병사를 불러주겠다고 하니 간병사를 부르면 혼난다고 하면서 못 하게 말렸다. 그래도 달래서 간병사에게 연락하여 달려왔는데 간병사는 "치료받기 싫어서 꾀를 부리는 겁니다. 그 말을 믿으면 안 됩니다."라고 한다. 이 두 경우는 인지능력이 분명하지 못하기에 생긴 일이지만 또 다른 예도 있다.

다리가 불편한 한 젊은 여성은 운동기구를 탄다며 치료사를 불러서 도와달라고 하고는 치료사가 돌아가니 몇 번 타는 시늉만 하고는 곧바로 손말틀(휴대폰)을 꺼내 들고 노닥거린다. 또 다른 할아버지 환자는 런닝머신을 타러 올라오더니만 바로 손말틀을 꺼내 놓고 노닥거리다가 그도 심심했던지 런닝머신을 두드리며 흥얼거린다. 이 두 사람은 인지가 분명한데도 운동할 의지가 없어 보인다.

재활치료를 받기 위해 입원한 처지라면 적어도 치료 중에는 집중해야 할 텐데 곁에서 지켜보다 보면 적당히 시간을 보내려는 환자들이 제법 많다. 치료 시간만이라도 손말틀을 병실에 놓고 오는 것이 바른 자세가 아닐까? 치료사들이 옆에 붙어서 마칠 때까지 살펴야 할 것 같다.


# 재활병원 입원 29일째, 눈을 잘 못 뜨는 환자도 말은 듣는다
(입원 통산 67일째, 11월 23일)


## 날마다 반복되는 치료 일상, 주변 환자를 관찰하다 (2)

나의 운동치료사는 젊고 연약해 보이지만 운동은 강하게 가르친다. 눈을 잘 못 뜨는 젊은 환자가 먼발치서 치료를 받기에 치료사에게 작은 소리로 말을 건넸다. "안타까워요. 눈도 잘 못 뜨고 몸도 못 가누는데 언제나 일어서려는지?" 그러자 치료사가 말한다. "전에 제가 저 환자 치료한 적이 있었어요. 처음엔 참 힘들었는데 차차 좋아져서 말을 알아들었어요. 제가 '기분 좋아요?' 하고 물으면 기분 좋을 때는 머리를 끄덕이고, 그렇지 않을 때는 고개를 가로저었어요. 눈을 잘 못 뜨는 환자라고 말을 함부로 하면 안 됩니다. 그들도 다 알아듣습니다."

맞는 말이다. 치료사의 말을 들으니 세종 때 명재상이었던 황희 정승 얘기가 떠올랐다. 황희가 두 마리의 소로 밭을 갈던 농부에게 "두 마리의 소 가운데 어떤 소가 더 일을 잘합니까?" 하고 묻자 농부는 하던 일을 멈추고 황희에게 다가와 귓속말로 "네, 왼편 소는 힘은 좋은데 꾀를 잘 부립니다. 오른편 소가 일을 더 잘하지요." 했다. 그러자 황희가 "아니 그 이야기를 거기서 하면 되지 뭘 바쁜데, 여기까지 와서 말씀하시오." 라고 하자 농부는 "아이고 아무리 말을 못 하는 짐승이지만 잘못한다는 소리를 들으면 얼마나 서운하겠습니까?" 라고 하면서 큰 소리로 "둘 다 일을 매우 잘합니다." 라고 말했다는 것이다. 하물며 소도 그럴진대 인지를 갖추고 있는 사람에게서야 말할 것이 있으랴? 눈을 잘 못 뜨는 환자는 물론이거니와 그 어떤 사람의 얘기도 함부로 해서는 안 됨을 다시 한번 깨닫는 순간이었다.

# 재활병원 입원 30일째,
# 한 달 만에 신선한 공기를 들이쉬다
(입원 통산 68일째, 11월 24일)

**최음 입원했던 ㅁ병원으로 외래진료 받으러 가는 날**

오늘은 ㅇ재활병원에 오기 전에 입원했던 ㅁ대학병원에 외래진료를 받으러 가는 날이다. 지인이 차를 태워 데려다준다고 해서 아침부터 서둘렀다. 엘리베이터를 타고 1층에 내려 차에 타는 순간 세상의 신선한 공기가 새롭게 폐로 들어가고 있음을 느낀다. 재활병원 생활 한 달 만에 다시 세상 나들이를 하는 날이다. 1시간을 달려 ㅁ대학병원에 도착했다. 한 달 전에 입원해있던 곳이라 생소한 느낌은 없었다.

9시 40분, 재활의학과 교수의 진료를 받았다. 무척이나 반가워한다. 진료 때 한발을 들고 서 있어 보라고 했다. 전에 이 병원에 있을 때는 30초 정도 들고 서 있었는데 재활병원에 가서는 10초도 채 들고 있을 수 없다고 했더니 몇 가지 시험을 한다. 그러고는 "특별히 나빠질 까닭도

없고 나빠지지도 않은 것 같다"라면서 논문 관련 서류에서
골반 훈련하는 그림을 골라주면서 그 운동을 할 수 있도록
치료사에게 특별히 부탁하라고 이른다. 입원하는 동안에도
신경을 써주더니 역시 이 교수는 따뜻한 사람이다.

재활의학과 진찰 뒤, 10시 15분에 예약한 신경과 진료실로
갔다. 교수를 만나 ㅇ재활병원으로 가서 일주일 지나 새벽에
어지럼증이 있어 그곳에서 약(보나링) 처방을 받아먹고 있다
고 했더니 그 약은 오래 먹으면 부작용이 생길 수 있다고
조언한다. 손과 등에 물이 닿으면 뜨겁지도 않은데 뜨겁게
느껴진다고 했더니 뇌졸중 환자에게 흔히 생기는 증상으로
신경 쓰지 말라고 한다.

진료를 마치고 병원 약국에 가서 약이 조제되길 기다렸다.
하루치만 지어 주고, 이후로는 재활병원에서 지어 먹으면
된다고 했다. 그런데 20여 분 기다려도 약이 나오질 않는다.
확인하니 뇌졸중 환자에게 꼭 필요한 혈압약이 빠져서 진료
의사에게 문의 중이라고 했다. 그리고 또 얼마를 기다려도
함흥차사다. 약이 추가되는 바람에 다시 원무과에 가서
진료비를 내느라고 시간이 흘렀다. 외래 환자라 그런가?
꼼꼼하게 약 처방이 안 되어 불필요한 시간을 보내다
보니 짜증이 난다. 설상가상으로 얼른 약을 타가지고 나갈
것으로 예상하여 나를 차에 태워주었던 지인이 먼저 나가서

차를 주차장에서 빼서 내가 타기 좋게 대기해 놓는다는 것이 주차요원들의 성화로 차를 댈 수 없다고 빨리 밖으로 나오라고 난리다.

잘못된 처방을 확인하고 다시 추가 처방을 받고 원무과에서 줄을 서서 결재하고 다시 조제를 하느라 40여 분 이상 지체되는 바람에 신경이 날카로워졌다. 간신히 약을 받아 나와 생각하니 '뇌졸중 환자가 초조한 마음을 낸 것'이 후회스러웠다. 앞으로 더욱 마음을 느긋하게 가져야겠다고 생각해본다. ㅇ재활병원으로 돌아가는 도중에 신경과 교수로부터 전화가 걸려와 처방을 잘못하여 불편을 끼쳐 미안하다고 사과하면서 혈압약을 하나 추가 처방한 것은 만일의 경우를 대비한 것으로 먼저 약으로도 조절이 잘 되면 굳이 추가할 필요는 없다고 말해준다. 일부러 전화까지 해준 것은 고맙지만 '약물 관련' 처방에 대한 신중한 검토가 되지 않은 듯하여 아쉬웠다. 그것도 승용차로 1시간이나 걸리는 거리의 ㅇ재활병원에서 외래진료차 들른 병원인데 말이다.

콧줄을 낀 채로 아침 일찍부터 서둘러 ㅁ대학병원에서 외래 진찰을 받고 ㅇ재활병원으로 돌아와 늦은 점심을 먹고 나니 오후 치료 일정에 차질이 생겼다. 체력이 뒷받침이 안 되어 운동치료와 연하 전기치료를 취소했다. 무리한 모양이다.

한 달 만에 재활병원 밖으로 나가서 신선한 공기를 들이쉴 수 있었지만, 미진한 약 처방 문제로 신경을 쓰다 보니 썩 유쾌한 바깥나들이는 되지 못했다.

# 재활병원 입원 32일째, 새로 처방한 약
## (입원 통산 70일째, 11월 26일)

요즈음 먹는 약을 적어본다.

**【 아침약 】- 원래 ㅁ병원에서 처방한 약**

- 트윈스타 40/5mg - 혈압약

- 텔카탄정 40mg - 혈압약

- 바이오아스트릭스캡슐 100mg - 혈전생성 예방

- 플라빅스(클로피도그렐황산수소염) 75mg - 혈전생성 예방

- 리피토 40mg - 혈중 콜레스테롤 감소

- 뉴론틴캡슐(가바펜틴) 100mg - 신경병 증상 통증 완화

- 글리아티린 연질캡슐 [400mg] - 예민한 신경 개선, 기억력 저하 개선

- 프로맥정(폴라프레징크) 75mg - 위점막 보호

- 우루사정 100mg - 담즙분비 원활


**【 아침약 O재활병원 대체 처방 】**

- 태극암로디핀정 - 고혈압 치료제

- 발사렉트정 80mg - 혈압강하제, 심부전 예방,

- 필그렐정 - 심근경색, 뇌졸중 개선

- 로바스타정 20mg - 고콜레스테롤혈증,
  복합형 고지혈증 예방

- 파리에트정 10mg - 위궤양, 십이지장궤양,
  위식도역류질환

- 레미스트정 - 위궤양, 급성위염

- 메디락에스장용캡슐 - 장 개선

- 뮤코스텐캡슐 200mg - 급·만성기관지염,
  후두염 개선


**【 저녁약 O재활병원 대체 처방 】**

- 로바스타정 20mg - 고콜레스테롤혈증,
  복합형 고지혈증 예방

- 파리에트정 10mg - 위궤양, 십이지장궤양,
  위식도역류질환

- 우루사정 100mg - 담즙분비 원활

- 카발린캡슐 50mg - 신경병증성 통증의 치료

- 메디락에스장용캡슐 - 장 개선

- 뮤코스텐캡슐 200mg - 급 · 만성기관지염, 후두염 개선

# 재활병원 입원 35일째,
# 내일 삼킴검사날 잠이 오지 않는다
(입원 통산 73일째, 11월 29일)

**내일 두 번째 삼킴검사를 앞두고 잠 못 이루다.**

내일은 삼킴검사를 하는 날이다. 치료사도 충분히 가능성이 있다고 하지만, 아직 목 힘이 부족하다는 점에서 나는 자신할 수가 없다. 만일 통과하지 못하면 콧줄도 빼지 못하고 또다시 2주 연장해야 한다. 그러면 자칫 올해 안에 병원을 나서지 못하게 될 수도 있다. 걱정이 태산이다. 무엇보다 내가 병이 나서 비상 체제로 운영하는 신문 운영이 곤란한 상태로 연장되어서는 안 되기에 내일 삼킴검사는 무조건 통과되어야만 한다. 보통 때 같으면 9시만 되면 잠을 잤지만, 10시가 돼도 쉽게 잠이 오질 않는다. 이 생각 저 생각을 하니 더욱 잠이 안 와 슬기말틀(스마트폰)로 텔레비전을 봐도

건성이다. 혹시 내일도 불합격되면 어쩌나 하고 생각하다
겨우 잠이 들었다.

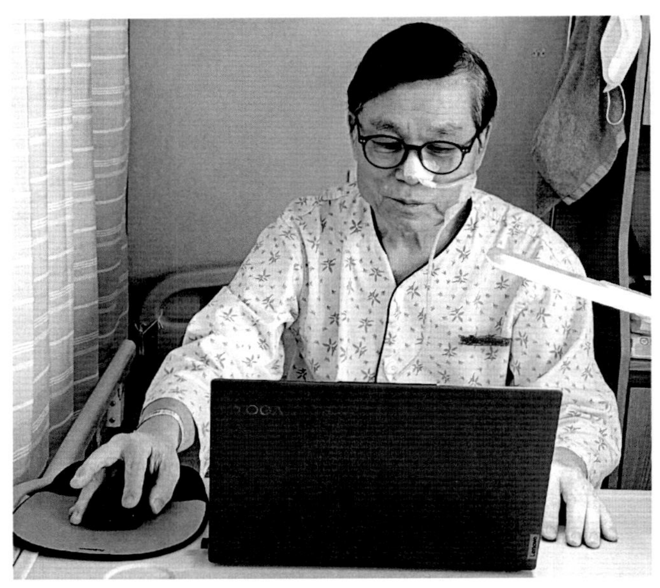

▲콧 줄을 낀 채 나는 재활치료 시간 외는 인터넷 신문 편집에 매달렸다.

# 재활병원 입원 36일째,
# 삼킴검사에 통과된 기쁜 날
### (입원 통산 74일째, 11월 30일)

**뇌졸중 입원 74일 만에 콧줄을 빼고 입으로 미음을 먹다.**

오늘은 삼킴검사를 하는 날이다. 지난번에 불합격 이후 2주 만에 받는 검사날이다. 아침부터 '합격할 수 있을까?' 하는 생각이 머리에서 떠나지 않는다. 치료사도 마치 자기 일처럼 무척 걱정하고 있다. 혹시 통과하면 마지막일지 모를 콧줄 식사를 마친 뒤 검사하러 가기 전 일단 콧줄을 뺐다. 다시 낄망정 어쨌든 시원하다.

검사장 앞에 갔다. 5~6명의 환자가 대기하고 있다. 오늘 온 사람들은 대부분 고령의 어르신들이다. 어떤 환자는 인지가 없어서 삼키라고 몇 번을 말하는데도 꿈쩍하지를 않는다. 내 차례가 되어 앞치마를 두르고 들어갔다. 주치의가 "입에 떨어뜨려 주면 머금고 있다가 삼키라고 하면 삼키십시오."라고 한다. 그때 나는 치료사가 귀띔해준 말이 떠올라서 "과장님 천천히 삼키면 안 됩니까?" 하고 물으니 편할 대로 하란다.

그래서 입에 떨어뜨려 준 연하제 탄 물을 오물오물하다가
침이 나오게 한 다음 목을 뒤로 당기고 꿀꺽 삼켰다. 하지만
생각만큼 쉽게 들어가지 않고 잔유물이 좀 남는 듯 했다.
과장님은 "참 어정쩡합니다. 통과 점수가 60점인데 57점
정도니 말입니다." 했다. 그래서 나는 "과장님 노력하겠
습니다." 하고 사정했다. 그러자 과장님은 난감한 듯하면서
"그럼 시도해봅시다."라고 대답한다.

잠시 뒤 삼킴치료 하는 곳으로 온 과장은 "진료실에 가서
꼼꼼히 살펴봤습니다. 조금 잔유물이 남고, 기도로 넘어갈
것 같은 약간의 위험성도 있기는 한데 환자가 하도 간곡하니
한번 시도해보기로 했습니다. 대신 조심스럽게 시작해야
합니다. 먼저 미음이 나갈 텐데 천천히 조금씩 먹어야
합니다."라고 다짐한다. 당연한 말씀, 어떻게 먹게 된 미음
인데 함부로 먹다가 수포가 되게 할 것인가?

저녁 식사가 나왔다. 간호사가 와서 조심스럽게 지도를
해준다. 모두 갈아서 나온 미음과 반찬들 그리고 배춧국,
백김치도 있다. 간호사가 배춧국과 백김치는 조금 덜어내고
점도증진제(연하제)를 타 주었다. 조심스럽게 입에 떠 넣어
본다. 와우 만세다. 입으로 먹지 못한지 두 달 반만이다.

점도증진제 탄 국이고, 갈아서 흔적이 없는 미음들이지만 참으로 맛있다. 이렇게 맛있는 것을 두 달 반 동안 먹지 못했으니 참으로 고통스러운 날들이었다. 같은 병실 모두가 냄새 풍기며 밥을 먹을 때 나는 혼자 콧줄로 맛을 모르는 식사를 해야만 했다.

천천히 씹어서(미음이지만, 입속에서 오랫동안 씹음) 삼키고 쉬었다가 잠시 뒤 천천히 씹어 삼키고, 1시간에 걸쳐 정말 맛있게 먹었다. 하지만, 욕심낼 처지가 아니었다. 혹시 다 먹어 치워 잘못되기라도 할까 봐 미음은 반을 남기고, 점도증진제를 탄 국과 백김치만 다 먹고, 반찬들도 조금씩 남겼다. 얼마나 감격스러운 일이냐? 미음을 먹은 다음 약을 물에 타고 점도증진제를 넣어 휘저어 먹었다. 콧줄로 먹을 때는 아무 맛도 모르던 것이 쓰게 느껴진다. 참으로 감사한 일이다. 쓴 것도 감사할 따름이다.

집에서 노심초사 나의 안위를 걱정하는 아내에게 기쁜 소식을 전했다. 또한 비상 체제로 신문을 운영해주고 있는 지인들에게도 콧줄을 빼고 미음을 먹었다는 소식을 전했다. 그들도 자기 일처럼 무척이나 기뻐해 주었다. 어젯밤은 삼킴시험에서 불합격당할까 봐 불안한 나머지 잠 못 이루고, 오늘 밤은 콧줄을 뺀 기쁨으로 역시 잠 못 이루고 있다.

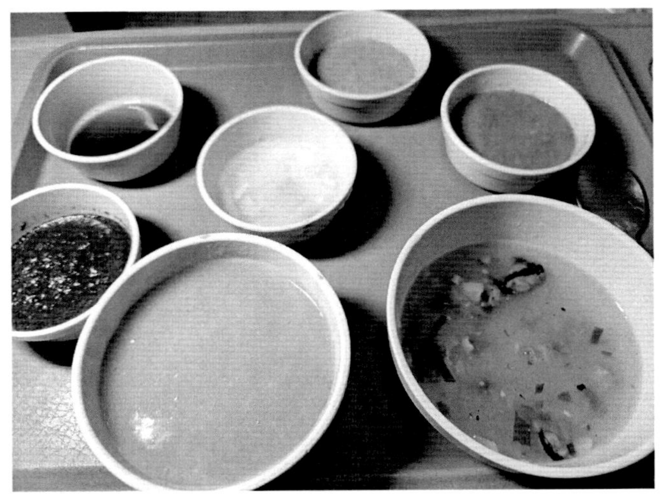

▲ 발병 74일 만에 콧줄을 빼고 처음으로 미음식을 먹다
(모든 음식이 갈아서 나오기에 특히 반찬은 무엇을 갈았는지 알기 어렵다)

# 재활병원 입원 37일째
(콧줄 뺀지 1일째), 삼킴치료와
함께 하는 운동치료

(입원 통산 75일째, 12월 1일)

소고기미역국과 백김치에 점도증진제를 타서 먹다.

아침에 두 번째 미음을 먹었다. 미음에는 점도증진제(연하제)를 타지 않고 소고기미역국과 백김치처럼 물이 있는 반찬에만 점도증진제를 타서 먹었다. 나머지 반찬은 모두 갈아서 나오므로 무슨 반찬인지 알 길이 없다. 다만 물기가 적고 걸쭉하기에 점도증진제는 타지 않고 먹었다.

소고기미역국과 백김치는 점도증진제를 타서 걸쭉해졌는지를 확인하고 먹지만 원래 그대로의 맛이 났다. 침도 삼키지 못하던 내가 비록 미음이지만 소고기미역국과 백김치와 그 밖에 반찬들을 수저로 떠먹을 수 있다니 감격스러워 눈물이 날 지경이었다.

하지만 조심해야만 한다. 50분에 걸쳐 천천히, 천천히 쉬엄쉬엄 먹었다. 그리고 한번 입에 넣은 다음 국이나 백김치는

30여 번 씹어서 목에 힘을 주어 넘겼다. 〈우리문화신문〉에 한방 상식을 연재하는 유용우 한의사가 평소에도 수없이 강조한 30번 씹기를 이참에 실천하고 있다. 건강한 때에는 잘 지켜지지 않았는데, 이런 지경이 되니까 자연스레 실천되었다. 자칫 잘못하여 음식이나 국물이 폐로 들어간다면 폐렴이 걸릴 수 있기 때문이다. 그렇게 되면 그동안 고생한 노력이 수포가 되어버리고 만다. 오늘도 다 먹고 싶었지만 1/3을 남겼다.

점심을 먹을 때는 약간 사레가 들렸다. 더럭 겁이 났다. 그래서 즉각 먹던 것을 중지하고 한참을 쉬었다 먹었다. 그래도 불안하여 미음을 아침보다 적게 먹었다. 조심해야만 한다.

오전 삼킴치료 시간에 치료사는 평소에 먹던 요구르트에 점도증진제를 타서 주었다. 주치의가 요구르트가 미끈미끈하여 위로 다 내려가지 않고 조금 남아있어서 조심해야 한다고 했기 때문이다. 오후 치료시간에는 커피도 시도했다. 비록 점도증진제를 탄 커피였지만, 이 역시 두 달 반 만에 마시는 커피가 아닌가? 약간 맛이 다르다는 느낌이 들었지만 그래도 커피였다. 치료사는 말했다.
"음식을 먹을 때 혹시 사레가 들리거나 기침이 나는 걸 조심해야 합니다. 그렇지만 않는다면 음식이 폐로 들어가는 일은 별로 없을 겁니다."라고 말했다.

삼킴치료 뒤에는 연하전기 치료를 받았다. 목에 전기자극을
주는 치료다. 치료사는 전기자극이 올 때 꼭 힘주어 침을
삼키라고 강조한다. 그래야만 목에 힘이 생긴다는 것이다.
연하전기 치료도 삼킴치료에는 중요한 치료 시간이다.

삼킴치료 외에 삼킴곤란 환자들은 운동치료도 함께 한다.
치료사들은 복근·허리·골반·다리 근육을 강화하기
위한 운동을 시킨다. 또 균형 잡기는 물론이고 걷기 자세
등도 교정해주고 컴퓨터를 많이 사용하는 사람들에게 흔한
거북목을 교정하기 위한 노력도 한다. 그리고 남은 시간엔
런닝머신 등도 타게 하는데 예전에 몸이 성할 때처럼 빠른
속도로 타지 말 것을 주문했다. 천천히 타면서 지구력을
길러야 한다는 것이다. 모르는 사람들은 삼킴치료라고 하면
오로지 삼킴치료만을 하는 줄 알겠지만, 병원에 오래 있다
보면 모든 체력이 급격히 떨어지기에 이에 대한 보강이
중요하다는 걸 새삼 깨닫는다.

# 재활병원 입원 38일째,
# 보고 체계가 원할치 않은 시스템

(입원 통산 76일째, 12월 2일)

## 주치의의 안일한 태도에 드디어 폭발하다

오늘은 미음을 먹은 지 사흘째 되는 날이다. 그런데 주치의가 회진을 와서 하는 얘기가 "콧줄을 뺏어도 2주 뒤에 검사해야 합니다."라고 말하는 것이 아닌가? 이게 무슨 말인가? 아니 검사 때 합격점에서 3% 모자라서 고민했는데 2주나 지난 뒤에 60%를 넘어 좋아진 상태일 텐데 인제 와서 다시 검사한다는 것은 다시 콧줄을 낄 수도 있다는 말이 아닌가? 순간 주치의의 말이 협박처럼 들렸다. 곰곰 생각하니 화가 났다.

그러고 보니 그동안 주치의에 대한 불만이 불거졌다. 명색이 주치의인데 일주일에 겨우 한두 번 볼까 말까 했다. 걸핏하면 연차도 자주 가는 바람에 약을 처방받거나 상의하고 싶은 것이 있어도 얼굴을 볼 수가 없었다.

환자에 대한 주치의의 자세가 바람직한지 묻지 않을 수

없다. 그뿐만이 아니었다. 지난번 삼킴검사 때의 일이다. 하루 전인 내일 검사한다고 하고선 정작 검사 날 개인 사정으로 휴가를 가버린 것이다. 그것까지도 그럴 수 있다고 이해했다. 하지만 검사를 대신할 의사를 정하고 가야 하지 않는가 말이다. 2주에 한 번씩 받는 검사를 한번 거르면 4주 만에 받아야 한다. 이에 수간호사에게 항의하니 그때서야 수간호사가 다른 의사에게 검사할 수 있도록 주선해주었지만 어처구니없는 일이었다.

또한 초기에 ㅁ대학병원에서 이곳으로 와 열흘째 되던 날 새벽에 어지럼증이 찾아왔을 때 신경과 과장 협진을 요청했지만, 협진 없이 임의대로 보나링이란 멀미약을 처방하여 2주 이상을 복용하게 한 적이 있다. 그러나 ㅁ대학병원 외래진료시에 신경과 교수는 보나링은 오래 먹으면 부작용이 있을 수 있다며, 당장 끊으라고 했던 적이 있다. 그렇다면 잘못 처방한 것이 아닌가? 이렇게 무책임한 주치의에게 치료받는다는 게 나로선 참을 수 없었다.

치료사에게 "계속 이런 일이 벌어진다면 주치의 교체를 요구할 겁니다." 했더니 치료사는 "그분 말투일 뿐 다른 의도가 없을 수도 있으니 2주를 기다려 보고 그때 가서 교체해 달라고 하면 좋겠습니다. 흥분하지 않도록 하십시오."라며 다독여 주었다.

그런데 이날 치료를 끝내고 왔더니 간호사가 와서 "어제 죽을 30%만 드셨다면서요?"라고 묻는다. 이게 무슨 어이없는 소리란 말인가! 다 먹고 30% 남겼다는 것을 30% 먹었다고 보고하다니, 보고 체계가 엉망이었다. 환자가 식사를 '30% 먹었다는 것'과 '30% 남겼다는 것'은 엄청난 차이며 이런 일은 있어서는 안 되는 것이다. 이런 잘못된 보고를 받은 주치의는 그래서 나를 보고 '2주 뒤에 삼킴곤란 검사를 하겠다'라는 말을 한 모양이다. 당장 수간호사에게 가서 항의했다. 수간호사는 나를 달래면서 주치의에게 충분히 얘기할 테니 참아달라고 했다.

거기 더하여 2차 백신 접종을 한 지 4달이 지났을 뿐인데 부스터샷(3차접종)을 맞을 것인지 물어왔다. 사실 나는 평소 건강하던 사람이었다. 그런데 2차 접종 이후에 갑자기 뇌졸중이 와서 그 원인을 백신 부작용으로 생각하고 있던 터였다. 나중에 보니 세계일보 〈백신 맞고 숨진 격투기 취미 조카, 정말 인과관계 없나요?〉(2021.12.4.) 기사에 따르면 뇌졸중도 상당한 인과가 있는 것으로 조사된 바 있다.

일단 수간호사에게 답하기 전에 부스터샷에 대하여 아내와 자식들에게 물으니 절대 반대였기에 안 맞겠다고 병원 측에 통보하였다. 유럽에서도 아스트라제네카 백신을 맞고 혈전증 이 생겼다는 뉴스가 있어 걱정스러웠다. 지병이라고는 고혈압이 있었지만, 평소 약을 잘 먹고 운동을 하는 등 문제 없이 조절되고 있었다. 거기에 담배는 입에도 안 대고, 술도 거의 먹지 않을 뿐 아니라 비만도 없었기에 갑자기 찾아온 뇌졸중이 백신 탓이 아닌가 의심하던 차였기에 상황을 보면서 맞아도 늦지 않을 것이라는 생각이 들어 미뤄버렸다.

# 재활병원 입원 39일째, 밥 먹을 때 자세를 교육받다
## (입원 통산 77일째, 12월 3일)

### 점도증진제 낱개 포장에서 덕용포장을 이용하다

운동치료 시간에 치료사에게 밥 먹을 때의 자세 유지에 관해 물었다. "밥을 먹을 때 허리를 곧바로 펴야 한다고 하는데 자꾸 굽어집니다. 어떻게 고쳐야 할까요?" 그러자 치료사는 "밥 먹을 때 어깨를 활짝 펴고, 턱을 뒤로 붙이도록 하면 좋을 겁니다."라고 하면서 자세를 직접 교정해 주었다. 교육받은 대로 점심 먹을 때 해보니 과연 효과가 좋았다. 자세를 그대로 유지할 수도 있고, 자연스럽게 음식도 잘 넘어갔다. 또 먹을 때 기침이 한두 번 나오던 것도 없어졌다. 점심을 먹을 때 부담도 적어지고, 양도 조금 더 먹을 수 있었다. 재활치료 환자는 치료사에게 자꾸 묻고 가르쳐 달라고 해야만 한다.

아직 음식이나 물을 점도증진제 없이는 먹지 못한다. 요즘 먹고있는 점도증진제의 하나인 '연하락'이 주말을 넘기지 못하고 떨어질 것 같아 간호과에 처방을 의뢰하고 원무과에 가서 사 왔다. 다만 이 '연하락'은 50봉 담긴 것이 25,000원 이니 1봉당 500원으로 부담스러운 값이다. 한 끼 식사 때 국과 백김치에 2개를 쓰고, 별도로 물을 먹게 되면 또 1개를 써야 하니 하루 적어도 9개 정도는 쓰게 된다. 나중에 알고 보니 원통형으로 생긴 점도증진제도 인터넷으로 살 수 있다 는 것을 알았다. 이후에는 이것을 주문하여 써야겠다. 낱개 포장보다 수저로 가감할 수 있어 편하고 값도 싼 편이다. 병원에서는 환자에게 좀 더 부담이 적은 제품을 소개해 주었으면 좋겠다.

　삼킴곤란(연하장애), 나는 이렇게 극복했다

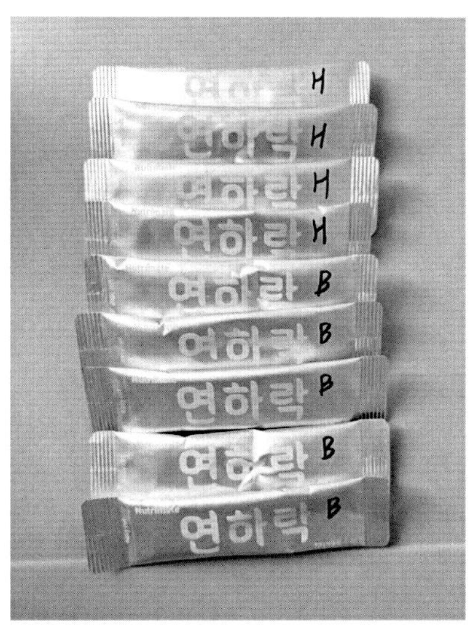

▲ 재활병원에서 사 먹던 낱개(소분) 포장 점도증진제(연하락)

# 재활병원 입원 40일째, 새벽에 열이 나서 폐렴인줄 알고 놀라

(입원 통산 78일째, 12월 4일)

삼킴곤란 환자에겐 물이 가장 위험,
폐로 넘어가면 폐렴으로 심각해질 수 있어

새벽 1시 30분 눈이 떠져 화장실에 다녀왔다. 자다가 화장실에 가는 일이 없는데 왜 그럴까 했는데 몹시 한기가 느껴졌다. 혹시 미음 먹은 게 잘못되어 폐렴에 걸려 열이 나는 건 아닌지 걱정되었다. 간호사실에 가서 체온을 쟀더니 다행히 정상이다. 혈압도 문제가 없다. 그래서 이불 하나를 더 달라고 하여 기존 이불 위에 더 덮었다. 폐렴은 아닌 듯하여 안심이다. 나중에 보니 병실이 추웠던 것이다.

내가 있는 병실은 5인실이다. 같은 병실을 이용하는 사람들이 건조한 것을 싫어하여 히터를 틀지 않은 탓에 창가인 내 자리가 더 추웠던 모양이다. 아침에 옆 병상 간병사에게 말했더니 히터를 틀어 본다. 하지만 찬바람만 나고 온풍은 나오지 않는다. 고장이 난 것으로 생각하여

간호사실에 얘기하니 그곳의 리모컨을 가져와서 틀어
보고는 전원 스위치를 붉은등이 켜질 때까지 몇 번 틀어야
하는데 그렇지 않아서라고 한다. 따뜻한 바람이 나온다.
오늘 밤은 추워서 한기를 느낀 것을 열이 난 것으로
오인하는 촌극은 벌어지지 않을 것이다.

오늘 삼킴치료 시간에는 우선 요구르트 먹기 연습을 하고
남은 시간에는 물에 점도증진제를 타서 먹어보았다. 물이
주르륵 흐르는 정도로 그냥 물에 가깝다는 느낌이 들었다.
치료사가 시간이 남아 물에 점도증진제를 조금만 타 시험을
해본다고 했다. 별문제 없이 삼킬 수 있었다. 삼킴치료의
마지막은 물을 마시는 것이라 했으니 이제 거의 종착지를
향해 가고 있는 모양이다. 기쁜 일이지만 더욱 조심해야 할
터다.

저녁에는 존경하는 서한범 교수님과 통화했다. 서한범
교수님은 2011년부터 〈우리문화신문〉에 "서한범 교수의
우리음악 이야기"를 연재 중으로 지난 화요일(2021.
11. 30.) 현재 551번째 글을 실었다. 이날 글은 "전문
음악인들이 넘어야 할 큰 고개, 영산회상"인데 서 교수님은
단국대학교 명예교수이자 한국전통음악학회장으로
국악계에서는 내로라할 정도의 실력을 갖춘 분이다.
고백하자면 인터넷 신문인 〈우리문화신문〉은 서한범

교수님처럼 쟁쟁한 인사들이 원고료 없이 '재능기부'로
우리문화의 우수성을 널리 알리고자 만든 국내 유일의
전통문화 특화 신문이다. 서 교수님은 원고료는커녕
〈우리문화신문〉이 어려움에 부닥칠 때마다 도움을
주었을 뿐 아니라 이번에도 입원비에 보태라고 금일봉을
보내주셨다. 코로나19로 면회도 할 수 없는 상황에서
자주 전화로 안부를 물어오곤 하셨는데 며칠 전부터
콧줄을 빼고 미음을 먹고 있다고 하자 "이보다 기쁜
소식이 있을까? 콧줄을 뺐다니 다 됐다. 곧 볼 수 있다는
희망이 생겼다."라면서 큰소리로 기뻐해 주셨다. 그러면서
어서 회복하여 〈우리문화신문〉을 통해 우리문화를 활짝
꽃피우자고 격려해주셨다. 평생 그 은혜를 어찌 갚을지
모르겠다.

# 재활병원 입원 41일째,
# 코로나로 면회금지,
# 필요 물건 조달하기
## (입원 통산 79일째, 12월 5일)

### 간병사 없는 환자의 필요물품 조달기

지인이 담요 한 장과 초극세사 기모 내의를 선물로 보내왔다. 병실은 난방이 되긴 하지만, 난방기 돌아가는 소리가 시끄러워 옆 병상의 간병사가 히터를 꺼버린 탓에 몸이 추워 며칠 동안 잠을 설쳤다고 하니 보내온 선물이다. 반소매 옷을 입을 무렵 입원하는 바람에 가을이 지나 겨울이 되고 보니 환자복 속에 입을 것이 마땅치 않았던 참이었다. 샤워한 뒤 내복 입고 그 위에 환자복을 입으니 몸이 따뜻해져 온다. 아내도 환자인데 병원에서 필요한 물건을 일일이 가져다 달라고 하기도 뭐해 그럭저럭 참고 지내던 참이었다.

문제는 앞으로 삼킴치료 시간에 쓸 요플레라든가 토마토 주스 등 필요한 것을 환자 자신이 사 와야 하는지라 걱정이 앞섰는데 이 문제도 지인이 해결해주었다. 코로나19로 외부인이 재활병원 입원실 안으로 들어올 수 없으므로

사 온 필요 물품을 1층 안내대에 맡기고 가면 간호사가 틈을 내어 내게 갖다주는 식으로 물건을 조달받았다. 개인 간병사가 있다면 1층 안내대에 가서 직접 가져오면 되는데 혼자 입원한 나로서는 외부 물품을 받기도 쉽지 않은 일이었다.

요플레는 삼킴치료 2단계에 해당하지만, 3단계 치료에는 물에 가까운 음료로 토마토주스를 사 와야 한다고 했다. 이제 많이 발전했기에 3단계로 올라가야 하는데, 3단계에 해당하는 커피는 치료실에 있지만, 주스는 없으므로 사 오라는 것이었다. 신세 지는 김에 지인에게 토마토주스를 비롯하여 물티슈, 종이컵, 화장지, 담요, 양말 등등 필요 물품을 부탁하였다. 전화로 부탁하면 지인은 곧바로 필요 물품을 사다가 1층 안내대에 맡겼고 안내실에서는 이내 8층 간호사실로 전화를 걸어와 물건이 도착했다고 알려주어 간호사가 갖다주었다. 나처럼 보호자도 없고 간병사도 두지 않은 환자는 필요 물품 조달이 어려운 형편이었는데 재활병원 입원 내내 여러 물품을 사다 준 지인께 감사의 말씀을 전한다. 더불어 바쁜 간호사들이 짬을 내어 1층에서 나의 물건을 찾아다 주던 고마움도 잊지 못 할 일이다.

# 재활병원 입원 42일째,
# 또 하나의 진전
# 3단계 치료로 들어서다
## (입원 통산 80일째, 12월 6일)

**요플레만 먹던 치료에서 토마토주스를 먹는 치료로 진전**

아침 회진 시간에 주치의를 만났다. 주치의는 내게 운동치료 팀장이 "김영조 환자는 운동치료에서 1, 2위를 할 만큼 더는 운동치료 안 해도 될 정도로 올라왔으므로 운동치료 시간을 줄이는 게 어떻겠느냐?"고 의중을 물어봤다면서 어떻게 하겠느냐고 물었다. 나는 눈치도 없이 "퇴원해도 일상생활을 잘하려면 운동치료는 필요하다고 생각합니다. 지금 열심히 잘하고 있습니다."라고 답했다.

그 뒤 운동치료 시간에 치료사에게 이 얘기를 했더니 "아마도 운동치료 할 환자는 많은데 자리가 없어 못 하므로 그렇게 말한 것이 아닐까요?"라고 한다. 그 말을 듣고 보니 정말 꼭 치료를 받아야 할 환자가 나 때문에 치료를 받지 못한다면 양보할 수 있다고 말해주었다. 재활치료에서도 양보해야 하는 게 현실이다.

오늘의 삼킴치료는 요플레 한 통을 먹은 다음 어제 지인이 사다 준 토마토주스를 종이컵으로 1/3 정도 따라 점도증진제를 타서 먹었다. 오후에는 토마토주스를 종이컵 하나만큼 따라 역시 점도증진제를 타서 마셨다. 얼마 만에 마셔보는 토마토주스인가? 토마토주스가 이렇게 맛있는 줄 새삼 느껴 본다. 지금까지는 요플레와 점도증진제를 탄 물 마시는 연습이 전부였는데 토마토주스를 계기로 점차 삼킴치료 3단계로 들어서고 있다. 역시 또 하나의 진전이다.

## 재활병원 입원 43일째, '간죽(미음)' 1주일째, 반찬도 갈아 나와
(입원 통산 81일째, 12월 7일)

### 같은 것을 1주일째 먹으니 질려

오늘로써 콧줄을 빼고 '간죽(미음)'을 먹기 시작한 지 1주일이 되었다. 콧줄을 뺀 것만으로도 기쁜 일인데 입으로 뭔가를 먹을 수 있다는 것은 축복이라고 생각했다. 그런데 그것도 일주일을 거의 비슷한 것을 먹으니 약간은 질린다. 그러나 이것은 복에 겨운 소리일 것이다.

'간죽' 식단은 국과 백김치를 빼고 나머지 반찬은 전부 갈아서 나오니 대관절 뭐가 뭔지 알 수가 없다. 빛깔은 베이지, 갈색, 회색, 녹색 등 여러 가지로 달리 나오지만 먹어도 재료가 무엇인지 알 수가 없다. 특히 오늘 아침에 나온 것 가운데 회색으로 보이는 것은 약간 비릿하여 다 먹을 수가 없어서 반은 남겼다. 빨리 이 '간죽'을 졸업해야 정상식으로 갈 터인데 그게 언제일지 기다려진다.

그래도 국과 백김치는 제 모습으로 나오니 다행이다. 국은 시래깃국, 감잣국, 호박국, 미역국, 어묵국 등이 교대로 나왔다. 그래도 백김치와 국은 모양이 그대로 나오기에 예전의 미각을 느낄 수 있었고 특히 백김치의 시원함도 그대로라서 '간죽'의 모자람을 채워주고 있다.

# 재활병원 입원 44일째, 무성의한 주치의 문제 상의

## (입원 통산 82일째, 12월 8일)

**의료인은 삼킴장애 환자의 식사에 대해 더 섬세히 지도해야**

건너 병상 어르신은 올해 87살로 이 병원에만 2년째 입원하고 있는데 약간의 치매 증상이 있고, 주변에서 가래공장이라고 할 만큼 늘 가래를 달고 산다. 그래서 병실에는 어르신의 가래 때문에 가래 흡입기(석션기)가 언제나 옆에 대기한 채다. 그런데 어젯밤에 드디어 가래가 터졌다. 밤새 가래가 끓고 간병사는 한숨도 못 자고 흡입기로 가래를 뽑아냈다. 어르신의 괴로워하는 신음소리와 흡입기 소리가 밤새 그치지 않았다.

그 소리를 들으면서 나는 그 환자와 간병사의 고통을 헤아려보았다. 아침에 간병사는 같은 병실의 환자들에게 돌아가며 밤에 잠 못 자게 해서 죄송하다며 사과를 했다. 사실 사과할 일도 아니다. 이런 재활요양병원이라면 그 정도는 감수해야만 한다. 옆 병상에는 경추손상을 입은

  삼킴곤란(연하장애), 나는 이렇게 극복했다

환자가 있어 대변을 쉽게 보지 못하고 2~3일 만에 한 번씩 관장하고 있어서 주변에 냄새가 진동하는데 이도 역시 그러려니 하고 지내야 한다.

주식도 역시 갈아서 나왔는데 오늘은 약간 거칠다. 아마도 밥을 갈아서 내놓은 모양이다. 미음보다는 먹기가 오히려 좋아 모두 먹어 치웠다. 날이 갈수록, 간죽에 변화를 주는 모양이다. 다만 반찬 한 가지는 어제처럼 약간 비릿해서 몇 숟갈 뜨다 말았다.

삼킴치료하러 6층으로 내려가는데 수간호사가 불렀다. 내일부터 3차 접종을 받지 않은 환자는 한 달에 두 번 PCR검사를 받아야 한다는 것이다. 내가 3차 접종을 거부했으니 PCR검사야 거부할 수 없는 노릇 아닌가? 그런데 수간호사가 혹시 할 말 있느냐고 물었다. 그래서 그동안 가슴 속에 쌓아 두었던 주치의에 대한 불만을 털어놓았다.

사실 주치의는 불성실의 표본이었다. 일주일에 환자가 주치의를 1~2번밖에 볼 수 없다면 그건 문제 아닌가? 그런 사람이 지난주엔 연차휴가를 두 번이나 썼다. 그러면서 자신의 환자에 관한 고민은 언제 하는가? 그건 양반이다. 내가 이 병원으로 온 지 열흘 만에 신경과 과장 협진을 요청했지만, 주치의는 협진 없이 일방적으로 약을 처방해준 것도 문제였다. 그뿐만이 아니다. ㅁ대학병원의 처방에서 혈압약이 두 종류 처방됐지만, 한 가지로도 잘 조절이 되면 굳이 두 가지 다 먹을 필요가 없다는 얘기를 듣고 전했으나 그 뒤로도 줄곧 혈압약은 두 가지가 처방되어 나왔다. '약물오남용'을 조장하는 것 아닌가?

가장 큰 불만은 삼킴치료에 대한 설명이나 앞으로의 치료 일정과 같은 궁금하기 짝이 없는 부분에 대해 전혀 설명이 없는 것이다.

특히 삼킴곤란 환자의 경우 식단은 매우 중요하다. 요즘 먹는 '간죽 식단'만 해도 그렇다. '간죽 식사'는 매끼 국 한 그릇과 백김치를 빼고는 모두 갈아서 나온다. 그래서 무얼 갈았는지 육안으로는 모른다. 어떨 때는 비릿한 게 비위가 상해 몇 개 없는 반찬이지만 포기해야 할 때도 있다. 더욱이 오늘 아침 국에는 버섯이 통째로 나와 버렸다. 삼킴에 문제가 있는 환자에게 이것을 어떻게 먹으라는 것인지 도대체 알 수 없다.

마침 주치의가 와서 식사에 문제가 없느냐고 해서 이런 사실을 얘기했지만, 저녁 식사 때도 그대로였다. 10cm 정도 되는 고사리가 들어 있질 않나, 대파도 길이가 1~3cm

되는 것들이 그대로 들어 있다. 음식 상태를 물었을 때는 바로잡아 주려나 싶었는데 다음 식사 역시 개선이 안 된 채로 나왔다. 삼킴곤란 환자의 처지에 서지 않고 나오는 식사를 개선해주지 않을 거라면 묻지나 말일이지 싶은 생각이 들었다.

더욱이 콧줄을 빼고 '간죽 식사'가 처음 나왔을 때, 영양사라도 와서 '간죽 식사'에 대해 설명해주면 좋으련만 식사에 대해 잘 모르는 간호사가 조금 도와주고 갔을 뿐이다. '간죽 식사'가 어떤 것인지, 어떻게 먹어야 하는지, 앞으로 어떻게 나올 것인지, 얼마나 먹으면 일반식사로 바뀌는지 등에 관한 지식을 주치의도, 간호사도 영양사도 그 누구도 알려주지 않는다. 이것이야말로 그저 나오는 대로 받아먹으라는 뜻으로 밖에는 이해되질 않는다. 의료인들은 삼킴곤란 환자의 식사에 좀 더 세심하게 보살펴 주어야만 하지 않을까? 수간호사는 주치의에 관한 문제를 듣고 내일 병원에 얘기를 전하겠다면서 심각하게 받아들였다.

# 재활병원 입원 45일째,
# 이해할 수 없는 주치의 회진

(입원 통산 83일째, 12월 9일)

## 환자와 소통을 하지 않는 주치의 교체 요청

웬일로 오늘은 아침 10시에 주치의가 수간호사와 함께 회진을 왔다. 그러면서 식사에 대한 문제는 없느냐고 묻는다. 벌써 '간죽(미음)'이 나온 지가 10일이나 됐는데 뜬금없다는 생각이 들었다. 그래도 문제가 있다고 하기가 뭣해 "별문제없이 잘 먹고 있습니다. 다만 가래가 좀 나옵니다. 아침에는 색깔이 좀 짙고 낮에는 옅습니다." 했더니 "밤에 가래 뱉기 위해서 깬 적이 있느냐?", "기침은 하지 않느냐"라고 묻는다. 그래서 그런 적은 없다고 했다. 옆에서 수간호사가 "그건 식사 때문에 그럴지도 모릅니다."라고 한 마디 해줬지만, 주치의는 아랑곳없이 "조짐이 안 좋습니다. 다음 주 화요일 삼킴검사를 하겠습니다."라고 했다. 그게 전부였다.

"조짐이 안 좋다" 라니? 그럼 죽기라도 한단 말인가 싶어 화가 났다. 조짐이 안 좋으면 당장 조처를 해야지 다음 주에 삼킴검사를 하겠다는 것은 무슨 말인가? 가래와 삼킴검사가 무슨 연관이 있는가? 연관이 있다면 충분한 설명을 해줘야 하고 방사선검사를 한다든지 해야 할 일인데 '조짐이 안 좋다'라고만 하고 가버리면 어쩌자는 것인가! 무슨 대책을 세우지 않고 '조짐 안 좋은 환자'를 방치한 채 다음 주에 보자는 말이 도저히 이해가 가질 않았다. 주치의는 매사에 이런 식이었다. 환자에게 충분한 설명이란 것이 없다. 주치의에 대해 언짢은 마음이 가시질 않았다.

이러한 불만은 오늘 갑자기 생긴 것이 아니다. 삼킴곤란을 처음 겪는 환자로서 치료에 관한 전망이라든가 앞으로의 일정에 등에 관한 이야기를 해준 적이 없어 늘 불안한 나날을 보냈던 것이 큰 원인이라고 생각되었다. 병원 방침으로 주치의를 바꿀 수 없다면 진료를 거부하거나 퇴원하겠다고 말할 수밖에 없을 터다.

수간호사가 원무과장에게 연락을 취했는지 저녁 무렵 원무 과장이 찾아와서 하는 말이 원장과 상의한 결과 주치의를 바꾸는 것은 원칙적으로 불가함을 말했다고 전했다. 나는 자초지종을 얘기하고 원장님이 만일 안 된다고 하시면 그럼 환자로서는 이 병원을 나갈 수밖에 없다고 말했다. 그러면서 원장님이 정말 병원을 생각하신다면 환자의 처지에서 생각 하셔야 한다고 덧붙였다. 장시간 얘기를 들은 원무과장은 다시 원장과 상의하겠노라고 하면서 갔다. 원무과장이 나가기 전에 나는 "긴 시간 얘기를 들어줘서 고맙다. 그리고 흥분해서 얘기한 듯한 것은 사과드린다."라고 했다.

이제 주사위는 던져졌다. 결과만 기다리면 된다. 병원의 수장이 주치의 한 사람을 희생하여 진정 환자를 걱정하는 모습을 보이는지는 두고 보면 알 일이다. 환자는 병원에서 오로지 주치의만 바라보고 치료에 임한다. 따라서 주치의가 자신의 환자에게 신뢰를 주지 못한다면 치료는 어려워질 수밖에 없다.

 삼킴곤란(연하장애), 나는 이렇게 극복했다

# 재활병원 입원 46일째,
# 콧줄 뺀 지 10일째,
# 주치의를 바꾸다
## (입원 통산 84일째, 12월 10일)

### 병원 측에서 드디어 결단을 내리다

아침에 수간호사에게 주치의 회진 거부를 통보하러 가려고 나가려다 병실 문 앞에서 주치의와 맞닥뜨렸다. 순간 화가 났다. 여태 회진도 잘 안 오던 사람이 어제오늘 웬일일까? 그래서 "회진을 거부합니다."하고 들어와 버렸다. 그랬더니 여태 성실하게 했는데 왜 그러냐고 반문한다. "주치의와 도무지 소통이 안 된다."라고 하면서 옆에 섰던 수간호사를 향해 "약물 오남용 건은 분명 문제가 있습니다."라고 했더니 수간호사가 주치의를 끌고 나가면서 그간의 상황을 설명하는 모양이었다.

저렇게 뻔뻔한, 자기가 한 잘못을 모르는 사람과 무슨 대화를 나눌까 싶었다. 그래서 그들이 나간 뒤 장장 A4 2장에 주치의 문제점과 재활병원의 문제점을 조목조목 짚은 편지를 썼다. 그리고 병원 번개글(이메일)로 보냈다.

물론 마지막은 ㅇ재활병원의 발전을 바란다는 문구를 집어넣었다. 얼마가 지났을까? 아침에 편지를 보냈는데 점심 직후에 원무과장이 다시 찾아왔다. 그러면서 병원장이 번개글을 모두 읽고 주치의를 오늘 자로 교체했다고 전해주었다. 평소의 꼼꼼한 기록을 하던 습관으로 육하원칙에 따라 조목조목 쓴 글이 이렇게 위력(?)을 발휘할 줄이야! 더불어 원무과장은 입원비를 명세표 없이 총액만 적어 카톡으로 보내온 부분의 지적에 대해 "상세한 명세표를 보내주겠다."라고 약속했다.

물론 주치의를 바꿨다고 모두 해결되는 건 아니다. 새로 바뀐 주치의가 어떤 사람인지 모르기 때문이다. 하지만 적어도 성실하게 회진은 올 것이고, 미심쩍어하는 약물 오남용 등은 없을 것이란 생각이 들었다. 병원은 '환자'가 주인이라고 들었지만, 병원 신세를 지다 보면 사실 환자들은 약자다. 자신의 병에 대해 늘 불안한 환자의 처지에서는 수많은 환자를 보살펴야 하는 의사들의 상황까지 살필 수는 없는 노릇이다. 환자의 바람은 소박하다. 자신의 병에 대한 불안감을 해소해 주고 앞으로의 치료에 대한 희망과 의문시되는 점들을 사전에 충분한 대화로 풀어준다면 환자로서 더 바랄 것이 없다. 다행히도 ㅇ재활병원에서는 나의 이러한 문제점 지적을 흔쾌히 받아들여 주었다. 그 점에 고마움을 느낀다.

# 재활병원 입원 47일째,
# 콧줄 뺀 지 11일째,
# 점도증진제(연하제) 덕용포장 구입
(입원 통산 85일째, 12월 11일)

**간죽(미음)과 갈아 만든 반찬을 제외하곤
점도증진제를 맘껏 타서 먹다**

오늘은 토요일, 6층에서 통합 치료를 하는 날이다.
삼킴치료는 6층 근무자 가운데 새로운 치료사가 했다.
평소에 하던 6층의 ㄱ 치료사와는 또 다른 방법이다.
주로 긴 면봉에 레몬즙을 묻혀 혀 이곳저곳에 자극하듯이
묻혀준다. 그런 다음 침이 나오면 삼키도록 했다. 그렇게
여러 번 하는 것은 물론 면봉을 혀로 왼쪽, 오른쪽, 위아래로
옮기도록 한다. 혀를 자극하여 힘이 생기도록 하는 좋은
방법이다. 이런 치료사라면 가끔 바꿔서 치료하는 것도
괜찮겠다는 생각이 든다.

어제오늘 치료식에는 시래깃국과 토란국 그리고
배추두부국이 나왔다. 그런대로 맛이 괜찮았다. 갈아서

나오는 주식에 그새 질리기 시작했고 반찬 역시 갈아서 나오므로 유일한 기대는 국이다. 국은 갈아서 나오지 않기에 그 형태를 그대로 유지하고 있어 식사 시간마다 다양한 국이 기다려진다. 국과 백김치처럼 국물이 있는 것은 점도증진제를 타서 먹고 주식인 미음과 나머지 갈아 나오는 반찬은 점도증진제를 타지 않고 그냥 먹는다.

그동안 원무과에서 사서 먹던 점도증진제 '연하락'을 다 먹었다. 낱개로 포장돼 있어서 편리하기는 했지만, 50봉들이 25,000원으로 값이 비싸 이것을 대신할 점도증진제를 인터넷 쇼핑몰에서 검색해봤다. 병이 나기 전에는 이런 것들이 있는지조차 몰랐지만 삼킴 곤란을 겪는 나로서 관심을 두고 보니 다양한 제품들이 있다는 것을 알았다. 어떤 것이 좋은 것인지 몰라 기웃거리다가 메디푸드에서 나온 '토로미 파워스마일(350g)'을 골라 43,200원에 인터넷 주문을 했다. '연하락'을 쓸 때는 낱개 포장이어서 국과 백김치에 조금씩 넣어 두 봉지를 먹었는데, '파워스마일'은 작은 숟가락으로 맘대로 퍼담는 식이어서 국과 백김치를 오늘부터는 다 먹었다. 싸게 먹히고 오히려 편했다.

인터넷쇼핑몰에서 확인한 것들을 보면 이번에 주문한 '토로미 파워스마일' 외에도 골드메디스의 '비스코업에스',

이츠박스의 '티크앤이지(227g)', 스마일의료기의 '뉴케어 토로미 퍼펙트(200g)' 등이 있었다. 내가 있는 ㅇ재활병원 치료실에서 쓰는 점도증진제는 '티크앤이지(227g)'인데 미국에서 수입한 것이다. 이 상품들의 차이는 용량과 약간의 성분 차이인 듯하다.

# 재활병원 입원 48일째 (콧줄 뺀 지 12일째), 치료식 90% 먹다
## (입원 통산 86일째, 12월 12일)

### 사레 안 걸리고 주식과 반찬, 국을 거침없이 먹어치우다

오늘은 치료식 가운데 국은 토란국이 나왔다. 요즘 나오는 국들은 제법 맛이 있다. 날마다 같은 것으로 나오는 주식만 약간 남기고 국과 백김치, 반찬은 모두 먹었다. 먹는 동안 사레도 안 걸리고, 약간 기침이 나올 듯하다가 깊은숨을 들이마시면 진정된다. 그래서 이제 미음을 먹는 것은 익숙해지고 큰 두려움은 없다. 점심 식사 뒤 들른 간호사는

"식사 잘 드셨네요." 하면서 환하게 웃는다. 그대로 주치의에게 보고해준다면 좋을 일이다.

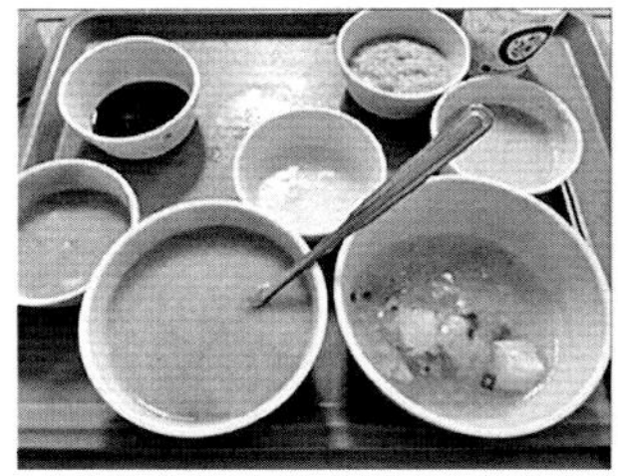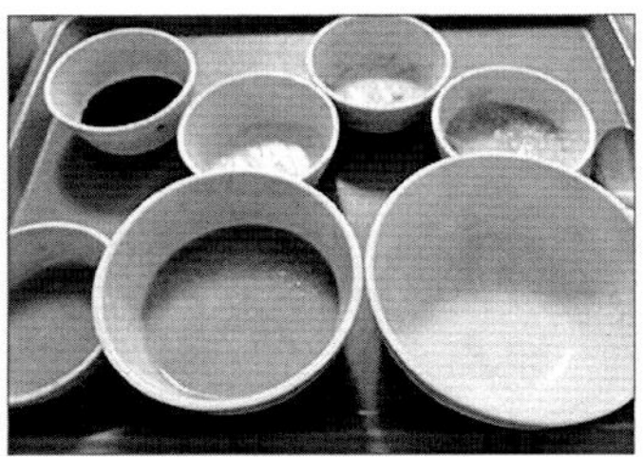

▲ 콧줄 뺀 지 12일째, 거침없는 식욕으로 싹싹 비운 식단

식사 뒤 오랜만에 재활병원 옥상에 있는 옥상공원엘 올라 갔다. 병실이 답답하긴 하지만 아침저녁으로 재활치료를 받다 보면 옥상공원에 올라갈 시간적 여유가 없다.

옥상에는 키 작은 나무도 심고 긴의자도 곳곳에 마련되어 있다. 다만 옥상공원 주변에는 추락 방지를 위해 철책을 쳐 놓았는데 내게는 마치 감옥 같은 느낌이 들었다. 철책 너머에는 병과는 무관한 사람들이 평범한 일상을 즐기는 삶의 현장이 보인다. 빼곡한 아파트, 음식점이 즐비한 상가, 무수한 자동차 행렬 등... 특히 음식점 간판이 유독 그립다. 맘대로 무엇을 먹는다는 기쁨을 병이 나기 전에는 몰랐었다.

나도 병이 나기 전에는 저 도심 속에서 평범한 일상을 보냈었는데 갑자기 찾아온 뇌졸중의 후유증으로 생각되는 병원 통산 입원일이 석 달 가까이 된다. 모처럼 병실이 아닌 철창 너머 경치를 즐긴다. 하지만 언제 퇴원하게 되는지에 대한 주치의의 소견도 없고, 앞으,로 어떻게 치료가 마무리 되는지에 대한 설명도 없다.

환자의 처지에서 가장 불안한 점은 이런 부분이다.
언제쯤이면 철창 너머 저 사람들처럼 맛있는 것도 맘껏 먹고 자유를 만끽할 수 있을까? 오늘은 햇볕이 내리쬐지만 그래도 겨울이다. 바람이 분다. 그만 병실로 내려가 봐야 겠다.

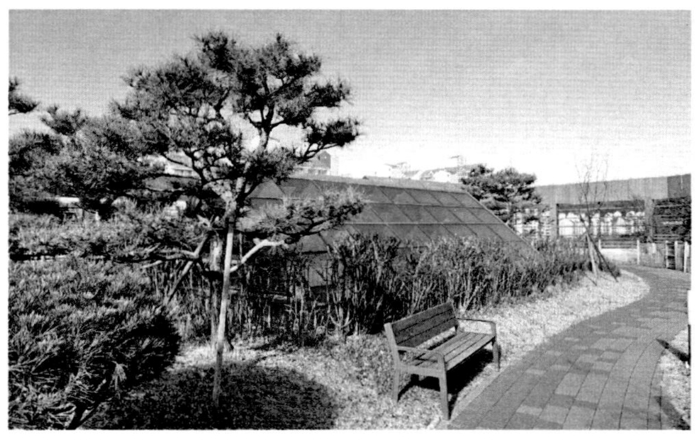

▲ 재활병원 옥상정원에서 가끔 병원 생활의 무료함을 달래곤 했다.

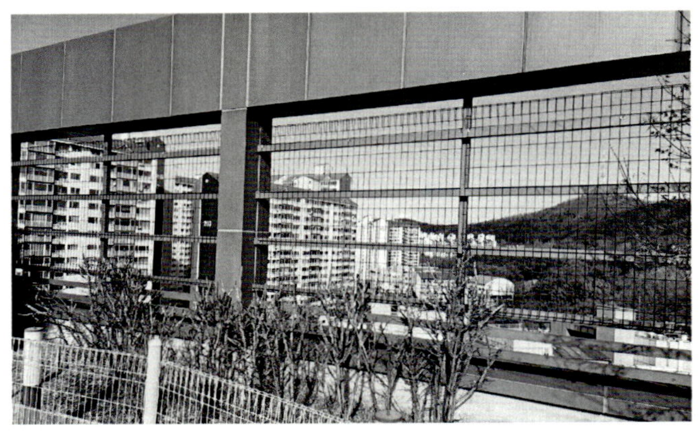

▲ 옥상정원의 철책 너머를 보니 불현듯 일상이 그리워진다.

# 재활병원 입원 50일째,
# 콧줄 뺀 지 14일째,
# 처음으로 영양사가 찾아오다
## (입원 통산 88일째, 12월 14일)

**재활병원 입원 50일 만에 처음으로 환자식에 대한 설명을 듣다**

오늘 아침 9시 30분 무렵 영양사가 환자식에 관해 설명하기
위해 찾아왔다. 그동안 영양사가 와서 설명해주기를

고대했지만, 오늘에야 얼굴을 보게 된 것이다. 영양사는 처음에 내가 경관식(콧줄) 환자였다가 미음으로 넘어가면서 아마도 설명이 빠진 듯하다며 사과했다. 말도 안 되는 변명이었지만 오늘에라도 찾아와서 설명해주는 것에 고마운 마음을 먹기로 했다.

영양사는 "어제 낮에 반찬 하나는 무스식으로 나왔는데 어땠나요?"라고 물었다. 알고 보니 찬 종류 하나가 맛이 좀 특별하고 좋은 게 있었는데 그거였던 모양이다. 날마다 점심식사 찬 하나는 무스식이라니 기대해봐도 좋겠다. 무스식이란 일반식과 같이 맛이나 향을 유지한 채 입에 넣었을 때 혀로 으깨지는 정도의 부드러운 식사를 말한다.

그리고 현재 반찬도 모두 갈아서 나오는 '갈찬'이지만 주치의 처방만 있으면 건더기가 있는 '다진찬'으로 바꿔서 나올 수 있다고 한다. 얼마 전 미역국에 소고기가 들어 있었는데 맛있게 먹었고, 먹는 데 전혀 부담이 없었기에 주치의에게 얘기하여 '다진찬'으로 바꿔 달라고 했다.
주치의는 바로 처방을 냈고 점심식사에 미음 대신 흰죽이 나왔으며, 반찬으로 동태조림과 다진찬이 나왔다. 동태조림이 참 맛있었다. 계속해서 나오는 국과 백김치는 국물이 있으므로 점도증진제를 타서 먹지만, 동태조림은 국물이 없는 것이라 점도증진제가 필요 없다.

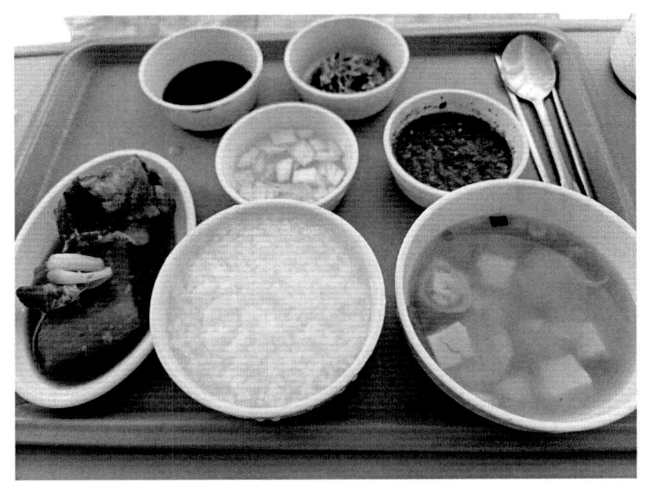

▲ 갈찬이 다진찬으로, 미음이 흰죽으로 바뀌었고, 생선조림도 나오기 시작했다

참고로 새로 바뀐 주치의에게 약 이중 처방에 관해 얘기했다. 고혈압 약은 하나만 먹어도 된다는 ㅁ대학병원 교수의 얘기를 덧붙였고, 위궤양 약은 이중 처방인데 원래 ㅁ대학병원에서 위점막보호제로 낸 것임을 말했다. 더불어 가래가 나오는 문제도 함께 말했다.

점심식사 뒤엔 삼킴검사를 했다. 급하게 갔더니 긴장하여 첫 삼킴은 제대로 하지 못해 아쉬웠다. 하지만 두 번째와 세 번째는 그런대로 자세를 취했다. 치료사는 한 번으로 결과를 내는 것이 아니고 전체를 살피는 것이니 괜찮을 것이라고 위로한다. 내일 주치의의 회진을 기다려야만 한다.

오후 삼킴치료는 커피를 활용했는데 거의 물과 비슷한 정도로 했으며, 점도증진제를 섞어 문제없이 잘 마셨다.

# 재활병원 입원 51일째, 콧줄 뺀 지 15일째, 연말 안으로 퇴원할 결심하다
(입원 통산 89일째, 12월 15일)

## 고등어 구이 등 음식 삼킴에 자신이 붙다

주치의가 회진 와서 "어제 검사에서 기도로 들어갈 뻔했다가 나오기도 했고, 먹는 데 부담을 갖는듯하여 더 치료해야 하겠습니다."라고 한다. 그러면서 "물을 벌컥벌컥 먹어서는 안 됩니다."라고 덧붙인다. 세상에 물을 벌컥벌컥 마신다니? 점도증진제(연하제)를 타고도 조심조심 살얼음판을 걷듯 마시고 있는데, 주치의가 무얼 잘 모르고 한 말 같아서 "다진찬으로 바뀐 뒤 죽은 잘 먹고 있습니다. 그런데 삼킴곤란 환자가 물을 벌컥 들이켜는 것을 보셨나요?"라고 반문했다. 조금 어이가 없는 뜻밖의 말이었다.

회진이 끝나고 삼킴치료사에게 그 얘길 했더니 "주치의가 조금 조심해서 식사하라는 의미로 했을 것입니다. 마음에 두지 마시고, 그대로 치료에 전념하시면 됩니다."라고 말한다. 그래서 나는 "혹시 환자를 더 붙잡아 두려는 생각이 있는 건 아닐까요?" 했더니 "의사건 치료사건 환자가 퇴원한다고 하면 붙잡아 둘 수는 없습니다."라고 말한다. 그래서 나는 더 나아가 치료사에게 "제 생각으로는 연말을 넘기고 싶지 않습니다." 했더니 "지금 많이 발전했고, 치료 속도를 봐서는 연말 안에 퇴원하는 데 큰 문제는 없으리라고 생각합니다."라고 말해 참으로 안심되었다. 사실 이러한 의논은 주치의와 하고 싶었지만, 주치의는 환자의 이야기를 들어줄 자세가 되어 있지 않다. 이것은 이번 주치의에 한정된 것은 아니다. 음식 삼킴에 대해서는 어느 정도 자신이 붙어있던 터라 다음 주에는 수간호사에게 먼저 말하고, 주치의 면담을 신청해서 퇴원 의견을 말해야겠다. 그 과정에서 치료사와는 긴밀히 상의하면 좋을 일이다.

오전 삼킴치료 때는 치료사가 청귤주스를 썼다. 새콤달콤하고 참 맛이 있었다. 그런데 치료사는 점도증진제를 조금만 타 거의 물에 가까울 정도로 묽게 했는데도 그냥 혼자 마시게 했다. 평소대로 한다면 적어도 2~3번에 한번은 "아!" 소리를 내도록 하던지, 기침하게 해 문제가

없나 확인하면서 진행했겠지만, 그냥 마시도록 해 평소
보다 빨리 먹을 수 있었다. 오후에는 점심식사 때 나온
요구르트를 썼다.

저녁식사 때 나온 육개장과 고등어구이가 참 맛있었다.
이것들도 역시 석 달 만에야 먹어본 것들 아닌가?
다 먹지는 않았지만, 반찬으로 나온 연근조림, 콜라비 생채
도 괜찮았다.

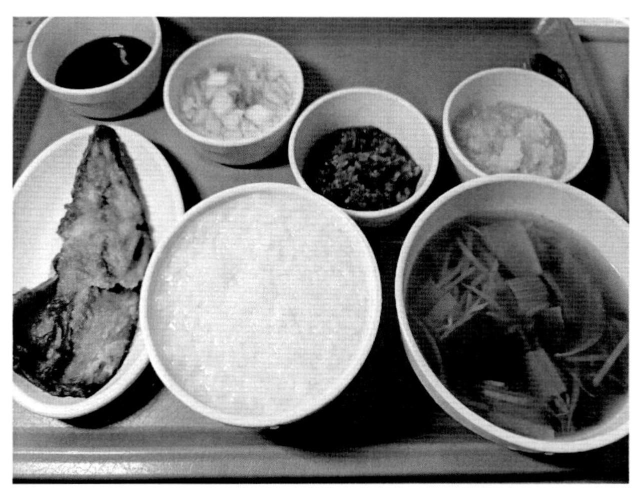

▲ 오랜만에 먹어보는 고등어구이는 꿀맛이었다

# 재활병원 입원 52일째,
# 콧줄 뺀 지 16일째
## (입원 통산 90일째, 12월 16일)

누룽지탕, 쭈꾸미야채볶음, 잡채, 매생이 굴국 등
식단에 신경 써준 영양과에 감사

오늘은 입원한 지 석 달이 되는 날이다. 잠깐 입원했다가
나갈 것으로 생각했는데 벌써 석 달이 되었다. 그동안 내가
고통을 받은 것은 어쩔 수 없는 것이로되 식구라는 죄로
병원비를 내고 간병을 한 아내와 자식들은 물론 〈우리문화
신문〉의 비상 체제 운영을 위해 고생하는 분들과 병원 입원
에 위로금으로, 전화로, 번개글(이메일)로, 카톡으로 걱정을
해준 100여 명 지인에게 죄송한 마음과 고마운 마음을 금할
수 없다. 심지어 멀리 중국 연변방송국에 계신 분은 좋은 약
을 보내주겠다고 하여 사양했지만, 얼굴 한 번도 본 적이
없고, 그저 내 글을 받아볼 뿐인데 참으로 고마울 뿐이다.
이제 그분들에게 보답하는 길은 빨리 퇴원하여 건강한 모습
으로 〈우리문화신문〉을 잘 이끄는 일일 것이다.
오늘 아침식사엔 누룽지탕과 쭈꾸미야채볶음, 점심엔 잡채,

저녁엔 매생이 굴국이 나왔다. 특히 점심때는 호박죽이 나왔다. 아프기 전에 먹던 호박죽이 아니다. 어찌 이렇게 맛있을 수가 있는가? 한 그릇을 뚝딱 해치웠다. 골고루 맛있는 식단을 준비해주는 영양과 식구들에게 고마운 마음이다.

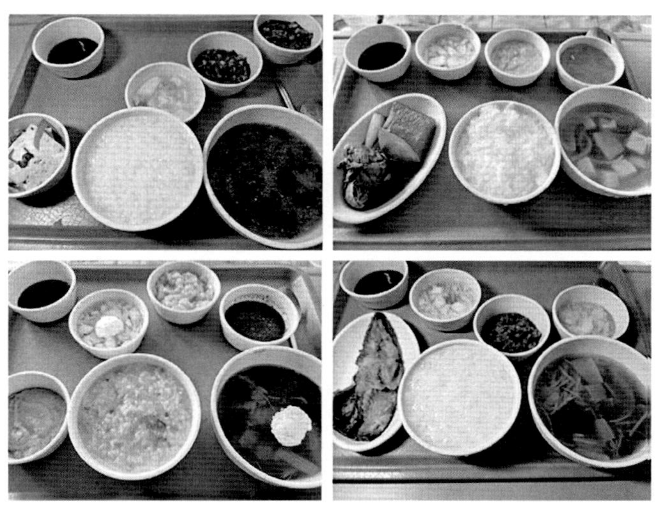

▲ 흰죽, 야채죽 등 주식과 국이 다양한 식단

# 재활병원 입원 53일째,
# 콧줄 뺀 지 17일째,
# 수간호사에게 퇴원을 상의하다
## (입원 통산 91일째, 12월 17일)

**장기간 입원환자들 치료 때 마스크 쓰기 소홀한 점 바로 잡아야**

오늘은 입원한 지 91일째, 삼킴치료사는 물만 조심해서 먹는다면 언제 퇴원해도 문제가 없다고 말했다. 그래서 수간호사에게 늦어도 이달 말 빠르면 다음 주에 퇴원하겠다고 했으며, 수간호사는 가족들과 상의해서 날짜를 정해주면 주치의에게 보고하겠다고 했다. 이제 석 달의 긴 여정이 끝난다. 언제 끝날지 모르던 병원생활도 끝을 보게 된 것이다. 뇌졸중 진단을 받은 직후, 음식을 삼키지 못하여 병원에 입원할 때는 하늘이 무너지는 줄 알았는데 그런 고통도 추억의 하나로 남게 될 줄이야. 감개무량하다.

오늘 연하전기 치료를 할 때 내 옆에서 치료받던 환자는 마스크를 쓰지 않았다. 하루 전에도 마스크를 쓰지 않고 돌아다녀 작업실 주임에게 말해 쓰게 했지만, 오늘 또 그 환자는 여전히 마스크를 쓰지 않은 채 치료하러 온 것이다. 치료사 역시 그를 내버려 두었다. 그래서 치료사에게 내일도 이 환자가 옆에서 마스크를 쓰지 않고 치료를 받는다면 나는 치료를 받지 않겠다고 말해주었다. 사실 병원 자체로는 마스크 쓰는 것에 민감하지만 그것이 치료사, 환자, 간병사까지 제대로 먹혀들지 않는 것이다. 치료사조차도 턱에 걸치고 다니는 사람이 있어서 크게 걱정이 되었고, 이를 수간호사에게 알렸다. 수간호사는 놀라면서 심각하게 받아들였다. 코로나 확진자가 8천 명에 달하고, 정부도 화들짝 놀라 거리두기를 강화하는 이때 재활병원에서 이렇게 경각심이 없다면 큰일이다.

# 재활병원 입원 54일째,<br>콧줄 뺀 지 18일째,<br>드디어 12월 23일 퇴원 결정

## (입원 통산 92일째, 12월 18일)

**그간 정든 병원 식구들께 감사의 마음을 전할 궁리를 하다**

대학병원 외래진료 가는 날인 12월 23일 퇴원하기로 하고 수간호사에게 말해뒀다. 며칠 차이로 외래진료 갔다 와서 퇴원하기는 번거롭기 때문이다. 아예 ㅁ대학병원에서 한 달 치 약도 조제 해올 예정이다. 그리고 삼킴치료는 외래 통원치료를 부탁해두었다. 수간호사는 삼킴치료만 별도로 통원치료 하는 경우가 없으므로 센터장과 상의를 해봐야 한다고 했다. 더구나 현재 담당 치료사에게 치료를 받는 것은 어려울지 모른다고 해서 나는 그렇다면 통원치료 하는 게 별 의미가 없다고 말했다. 현재 담당 치료사가 내 병치료의 진전을 이루어줬고, 퇴원할 수 있는 바탕을 만들어준 사람이기에 전적으로 신뢰하고 있던 터였다.

마침 서한범 교수님과 원고 문제로 통화를 하면서 퇴원

예정을 말씀드렸더니 자신의 일처럼 기뻐해 주었다.
퇴원하면 소고기를 사 주겠다고 하신다. 벌써 침샘이 돈다.
고마운 분이다.

퇴원을 앞두고 그동안 고마웠던 분들에게 가벼운 선물을
하고 싶었다. 우선 삼킴치료사와 수간호사, 그리고 같은
병실 식구들의 고마움을 어떻게 표현할까? 망설였다. 작은
마음의 선물을 하고 떠나는 것이 예의일 것 같은 마음으로
인터넷에서 우리쌀로 만든 빵을 주문했다. 빛깔도, 맛도
좋을 듯해 보였다. 1상자에 20개가 들어 있으니 한 사람
앞에 하나씩은 돌아갈 것이다.

# 재활병원 입원 55일째,
# 콧줄 뺀 지 19일째,
# 입원 중 마지막 일요일

## (입원 통산 93일째, 12월 19일)

**이런저런 갈등을 접고 치료에 전념한 시간들을 되돌아보다**

오늘은 병이 생겨 입원한 지 93일째 되는 날이면서 마지막으로 맞이하는 일요일이다. 치료가 없는 오늘 차분한 마음으로 그동안을 정리해본다. ㅁ대학병원도 그렇고, ㅇ재활병원도 그렇고, 돌아보니 참 일이 많았다. ㅁ대학병원에서는 전공의(레지던트)가 관급식을 위한 콧줄(엘튜브)을 세 번이나 잘못 넣는 바람에 고통을 받았다. 또한 인지능력이 떨어진 환자와 공동 병실을 쓰는 바람에 힘든 시간을 보내야 했다. 그래서 이런 것들을 시정해달라고 요구하기 위해 의료원장 면담을 신청하려 했다가 재활의학과 교수가 살뜰히 챙겨주는 바람에 참았다. 특히 소화기내과와 이비인후과 교수가 함께 협진으로 나의 질병 상태를 살펴주어 고마웠다. 협진 결과, 나의 삼킴곤란이 뇌졸중의 후유증이긴 하나 소화기내과와 이비인후과 쪽으로는 문제가 없다는 것을 확인해주어서 안도의 한숨을 쉴 수 있었다. 이런저런 일들이 주마등처럼 지나간다.

그런가 하면 ㅇ재활병원에서는 주치의가 어지러움 증상이 생긴 내게 멀미약을 보름 이상 투약하는가 하면 ㅁ대학병원에서 받아온 처방을 내게 설명도 없이 일방적으로 다른 약으로 이중 처방하는 일이 벌어져 나는 약물 오남용 의심을 한 끝에 결국 주치의 변경 요청을 했고, 장문의 편지를 써서 병원 번개글(메일편지)로 보내 주치의 변경이 이루어지는 초유의 사태가 벌어지기도 했다.

그뿐만이 아니라 8층에서 받던 어정쩡한 삼킴치료를 6층에서 치료받겠다고 강력하게 요청한 끝에 수간호사의 도움과 재활센터장의 조정으로 6층 전문치료사의 치료를 받는 일도 있었다. 만일 6층 전문치료사의 치료를 받지 못했더라면 나는 지금 퇴원할 수 없었을지도 모른다.

이런 과정에서 나는 약간 강하게 대응한 적도 있었지만, 대부분은 부드럽게 도움을 청하는 식으로 처리했음은 물론 삼킴치료와 운동치료를 성실하게 받아 수간호사와 간호사들, 치료사들을 포함한 병원 전체로는 좋은 평가를 받았다. 또한 길다면 길고 짧다면 짧은 병원생활을 마무리할 수 있도록

도와준 아내와 자식들 그리고 지인들께 무한한 고마움을
느낀다.

# 재활병원 입원 57일째,
# 콧줄 뺀 지 21일째,
# 고마운 분들에게 마음의 선물을
## (입원 통산 95일째, 12월 21일)

### 앞으로 퇴원하면 면종류를 조심하라는 치료사의 조언

오늘은 퇴원 이틀 전이다. 마음이 설레기 시작한다. 그런데
아침에 수간호사가 오더니 "오늘 삼킴검사가 있는 거 아시죠?"
한다. 그래서 "처음 듣는 소리인데요"라고 했다.
점심이 지나도 더는 별 소식이 없다. 간호사에게 물어보니
금시초문이란다. 수간호사가 착각한 모양이다. 삼킴검사
라는 말만 나와도 가슴이 콩닥거린다. 휴!

어제 주문한 화과방 딸기 쌀빵이 도착했다. 담당삼킴치료사
와 수간호사 그리고 우리 병실의 간병사들에게 나눠줬다.

모두 고맙다고 한다. 대단한 것은 아니지만, 그래도 고마운 분들에게 성의를 표하고 나가는 것이 도리라는 생각이다.

오늘 삼킴치료 때는 점도증진제를 약하게 탄, 거의 물에 가까운 것으로 실험했다. 별문제 없이 넘어갔다. 치료사는 내게 "앞으로 집에 가셔서 무슨 음식이든 조심스럽게 먹으면 되겠습니다. 물도 조심스럽게나마 마실 수 있으리라 생각됩니다. 다만 면음식은 후루룩 먹으면 안 됩니다. 굳이 라면을 먹고 싶으면 면을 잘라서 수저로 조금씩 먹으면 가능합니다."라고 한다. 퇴원이 가까워져 오니 치료사는 최선을 다하는 모습이 역력했다. 참 고마운 사람이다.

# 재활병원 입원 58일째,
# 콧줄 뺀 지 22일째,
# 온화한 마음으로 마무리하다

(입원 통산 96일째, 12월 22일)

## 재활병원 치료사들의 큰 도움, 잊을 수 없어

퇴원 하루 전날이다. ○재활병원의 모든 것을 정리해야만한다. 하지만, 그동안 겪었던 우여곡절 때와는 달리 온화한모습으로 마무리를 하고 싶다. 더러는 얼굴을 붉혔던사람들과도 밝은 모습으로 인사를 해야만 한다. 조금은마음에 흡족하지 못한 면이 있었지만 그래도 이 병원에와서 삼킴곤란을 극복한 것이 아니던가? 어쩌면 이 병원의삼킴치료사를 만나지 못했다면 나는 아직도 몇 달을 더병원 신세를 졌을지도 모른다. 그런 면에서는 참으로고마운 마음이 앞선다. 침도 삼키지 못하는 삼킴곤란진단을 받았을 때의 그 참담한 시간은 되돌아보기 싫지만,그 고통의 시간을 견뎌 낼 수 있게 한 것은 ○재활병원치료사들의 공이 컸음을 밝혀두고 싶다.

  삼킴곤란(연하장애), 나는 이렇게 극복했다

운동치료사 한 명은 나이가 어리지만, 제법이다. 퇴원한 뒤 꼭 스트레칭을 해야 한다며 열심히 지도한다. 일단 운동치료 시간이 되면 살짝 땀이 날 만큼 운동을 하게 해 사정을 봐주지 않는다. 그러면서 퇴원 후에도 계속해서 운동하라고 스트레칭 방법을 알려주는 자료를 만들어주었다.

같은 병실의 간병사 두 분은 걱정한다. "그동안 병실에서 조용히 계시는 분이 있어 참 편하고 좋았는데 이제 어떤 사람이 들어올지 걱정입니다." 어떤 환자가 들어오느냐에 따라 병실의 평화가 결정된다. 나야 사실 병실에 있는 동안은 노트북으로 일만 했지, 떠들 여지가 없는 사람이었지 않은가?

그런데 문제가 생겼다. 어제오늘 사이 변비가 심해진 것이다. 똥을 누고 싶어 화장실에 가는 일이 잦아졌지만 가면 잘 나오지 않는다. 그저 힘주어도 토끼똥 같은 작은 변 한두 덩이 나오고 만다. 짜 먹는 변비약 듀파락-이지 시럽 두 개를 먹었지만, 효력이 없다. 식사 때 약으로 처방된 마그밀정이 있지만, 그도 역시 별무소득이다. 저녁에 두 개 더 받아서 식사 전 하나 먹고 잠자기 전 나머지를 먹어볼 생각이다. 만일 이도 효력이 없다면 아침에 일어나 관장을 해달라고 부탁해놓았다. 병원문을 나서야 하는 이때 무슨 탈이란 말인가?

# 재활병원 입원 59일째,
# 콧줄 뺀 지 23일째,
# 손꼽아 기다리던 퇴원

(입원 통산 97일째, 12월 23일)

## 입원 97일 만에, 기다리고 기다리던 퇴원

오늘로써 ㅁ대학병원에 입원하여 치료받고 다시 ㅇ재활병원으로 옮겨 치료한 지 97일째, 드디어 병원문을 활짝 열고 퇴원했다. 어제 괴롭혔던 변비는 다행이 아침에 해결이 되어 관장 없이 한 숨 돌렸다. 같은 병실 식구들에게 인사하고, 8병동 간호사, 그동안 나를 치료해준 치료사들에게도 마지막 인사를 했다. 모두가 고마운 분들이다. 특히 퇴원 때 1층까지짐을 날라다 준 간병사의 도움에 감사를 드린다.

처음 입원할 때도 병상 침구를 깔아주는 것부터 시작해서 30여 개나 되는 종이컵을 쓰라고 흔쾌히 내주었는가 하면, 자신이 간병하는 환자를 위해 사과를 갈아주면서 나에게도 나눠 주는 등등은 잊을 수 없는 일이다.

ㅇ재활병원의 퇴원 절차를 마치고 직장 일에 바쁜 자식들을 대신해서 지인의 차를 얻어 타고 ㅁ대학병원으로 갔다. 신경과 외래진료가 예약되어 있었기 때문이다. 그런데 문제가 생겼다. 지난번 외래로 왔을 때 처방전에서 혈압약이 빠져 말썽이 있었는데 이번에는 약처방 속에 알약 처방이 나온 것이다. 나는 아직 삼킴곤란이 완전히 치유되지 않은 상태라 알약을 그냥 먹지 못해 가루를 내어 먹어야 한다. 그런데도 의사는 무신경하게 알약과 가루약을 섞어 처방하는 바람에 병원 주변 약국에서 약을 지을 수 없다고 거부당했다.

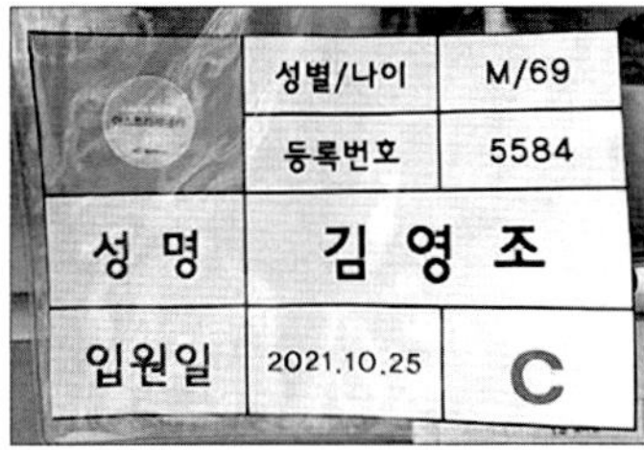
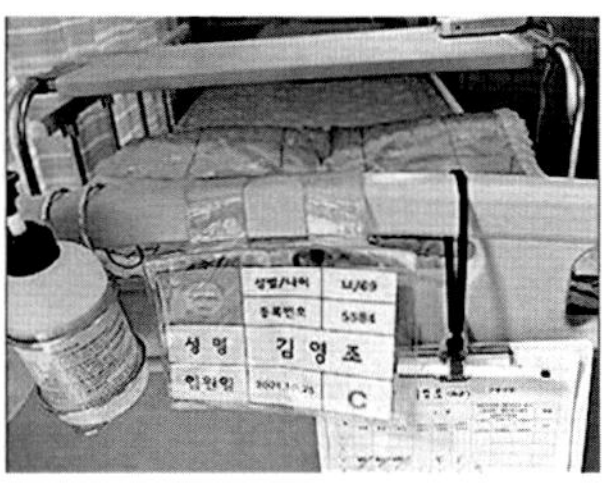

▲ ㅇ재활병원 입원 때 필자의 이름표와 침상 모습

이들 약국에선 분쇄기계가 없어 가루약으로 해줄 수가 없단다. 그도 그럴 것이 70일분을 기계 없이 수동으로 빻기란 어려운 일일 것이다. 하는 수 없이 사무실 근처 큰 약국에서 갈아주려나 싶어 약국을 찾아가니 이 약국도 70일치 약을 갈아 주기가 힘들다고 한다. 하는 수 없이 다시

ㅁ대학병원 근처 약국에 가서 알약과 가루약을 따로따로 포장해 받아왔다. 무려 두 시간을 알약 처방 때문에 생고생을 했다. 하지만 알약은 따로 집에서 갈아먹어야 한다. 수소문 끝에 인터넷에서 '약사발(약을 빻는 작은 절구)'을 판다는 정보를 얻어 부랴부랴 주문했다. 제발 약처방을 하는 주치의는 삼킴곤란 환자를 고려하여 모든 약을 가루처방으로 내주었으면 한다.

퇴원약으로 받은 알약 소동으로 약국을 몇 번 헤맨 끝에 97일 만에 집에 들어 온 시각은 저녁 7시, 비로소 안도의 한숨을 쉬었다. 발병 이후 심신이 지쳐 무려 6kg이나 몸무게가 줄었지만 그래도 천만다행이었다. 어떤 이들은 뇌졸중의 후유증으로 인지장애가 오거나 말을 잘못하고, 사지를 쓰지 못하는 중증으로 이어지는데 그나마도 나는 삼킴곤란이었으니 말이다. 말이 그렇지 음식을 삼키지 못한다는 것은, 발병 초에는 절망에 가까운 일이었다.

퇴원은 했지만, 아직 100% 삼킴곤란이 나은 것은 아니다. 미음에서 죽으로 지금은 진밥을 먹을 수 있는 상태다. 이러한 결과는 오로지 훌륭한 삼킴치료사를 만난 덕이었다. 그 덕에 치료를 앞당길 수 있었던 것에 감사한 마음 가득하다. 그뿐만이 아니다. 40여 명에 이르는 지인들이 형편이 어려운 나의 사정을 알고 위로금을 보내줘 입원비에 보탰는가 하면 수많은 사람이 전화로, 번개글(이메일)로, 카톡으로 위로를 해주어 내가 퇴원할 수 있었으니 모든 공은 이분들에게 돌려야 할 것이다. 또한 자신도 환자이면서 남편을 위해 한 달여 간병을 기꺼이 해준 아내와 입원 때 함께 한 자식들에게도 고마움을 전하고 싶다.

근 100일 가까이 멈춰 섰던 '우리문화' 글쓰기와 인터넷신문 '우리문화신문'의 비상 체제를 벗어나 더욱 분발심을 내어 훌륭한 한국문화를 널리 알리는 일에 더욱 정진할 것을 스스로 다짐해본다.

# 제 3 장

## 퇴원 뒤 재택 치료

### (2021.12.24.~2022.3.3.현재)

# 퇴원한 지 4일, 약사발 사다
(12월 27일)

ㅁ대학병원 신경과에서 약을 원외 처방받았지만, 주치의는 아직 삼킴곤란이 있는 내게 일부는 가루약이 아닌 알약을 그대로 처방해주는 바람에 약사발을 사오기 전까지는 종이에 알약을 넣고 망치로 두드려 깬 다음 가루를 내어 먹는 촌극을 빚었다. 가까스로 인터넷 쇼핑몰에서 주문한 약사발이 도착한 뒤로는 그 약사발에 약을 넣고 공이로 빻아 먹고 있다. 70일 동안의 약을 지어 왔으니 아침저녁으로 치면 무려 140회의 절구질을 해야 한다. 모든 약을 가루약으로 받거나 애초부터 약사발이 있다는 걸 미리 알려주었다면 나처럼 삼킴곤란 환자들이 애를 먹지는 않을 것이다. 의료진의 마음 씀씀이가 아쉬울 뿐이다.

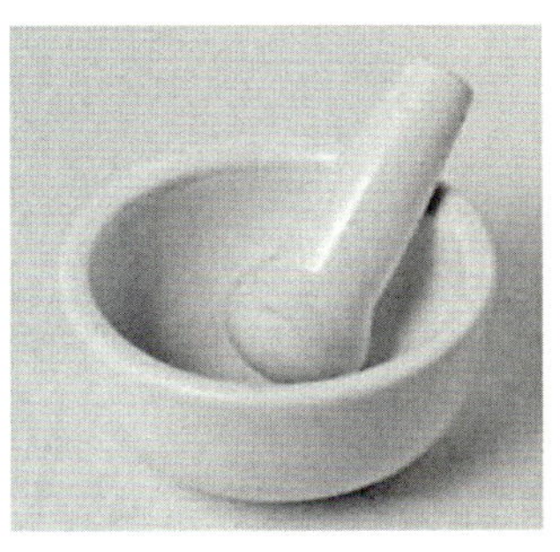

삼킴곤란 환자에게 어이없는 알약을 처방하는 바람에 알약을 삼킬 수 없어 궁여지책으로 약사발을 사서 갈아먹고 있다. 인터넷에서 다양한 약사발을 판다.

# 퇴원한 지 7일,
# 요구르트와 함께 과일을 갈아 먹다

(콧줄 뺀 지 30일째, 12월 30일)

## 보건소에 코로나19 백신 부작용 신고

오늘은 콧줄 뺀 지 30일째이고, 죽을 먹기 시작한 지 17일째, 퇴원한 지 7일 만에 처음으로 배, 사과, 귤 등 과일에 요구르트를 넣고 갈아먹었다. 걸쭉한 것이기에 점도증진제를 타지 않고 마셔봤다. 아무런 거부감 없이 잘 넘어갔다.
참 다행이다. 이렇게 발전한다면 머지않아 정상으로 돌아올 희망을 품어본다.

딸이 보건소에 코로나19 백신 부작용에 관한 신고를 했다. 그를 위해서 어제 ㅁ병원에서 진료기록을 떼왔는데 무려 단행본만 한 두께가 됐다. 길면 5달이 걸린다고 했다.

# 퇴원한 지 9일,
# 처음으로 밥을 먹다
(콧줄 뺀 지 32일째, 2022년 1월1일)

## 발병 106일 만에 죽이 아닌 밥을 먹다

오늘 ㅇ재활병원의 삼킴치료사와 카톡으로 연락을 했다. 내가 선물로 보내준 《아름다운 우리문화 산책》 책을 잘 받았다고 먼저 인사를 해온 것이었다. 그래서 나는 "선생님 덕분에 죽을 잘 먹고 있습니다. 아직 고기나 생선 등은 잘 안 넘어갈 때가 있습니다. 그래서 조금씩 천천히 씹어 먹고 있습니다. 언제쯤 밥으로 넘어가면 될까요?"라고 물었다. 그랬더니 "고기나 생선 등 조금씩 드시고 있으면 밥도 천천히 씹어서 드셔도 좋으실 것 같습니다."라는 답을 주었다.

또 몸무게가 입원하기 전보다 6kg이나 빠져 몸에 살이 빠진 것이 현저하게 느껴진다고 했더니 "지금은 식사량도 적고 죽을 드시고 있어서 체중이 빠지는 것 같습니다. 식사를 밥으로 드시기 시작하면 금방 회복하실 겁니다."라고 말해주었다.

그래서 곧장 진밥을 해서 먹어보았다. 물론 죽보다는 조금 부담은 있었지만, 씹어서 넘기는 데는 문제가 없었다. 참으로 오랜만의 일이다. 무려 106일 만에 밥을 먹어본다. 감격스럽다. 아직 완전치는 못하지만 그래도 이젠 회복의 등불이 서서히 켜지고 있음을 느껴 본다.

## 퇴원한 지 10일, 유용우 원장님께 선침패치를 맞다
**(콧줄 뺀 지 33일째, 1월 2일)**

오늘 퇴원한 뒤 처음으로 유용우한의원에 갔다.

유용우원장님은 〈우리문화신문〉에 한의학 관련 글을 연재하는 분으로 일전에 쓴 '삼킴곤란 관련' 글은 내게도 큰 도움이 되었는데 퇴원 뒤 한방 치료를 받기 위해 찾아뵌 것이다. 미리 보내준 한방연고를 어젯밤에 발바닥과 목에 바르고 잤다고 말했다. 원장님은 머리에서 등으로 또 목을 통과하여 배로 기가 소통이 되어야 하는데 그게 원활치 못함이 삼킴장애라고 말하며, 귀에 선침패치를 해주었다. 앞으로도 당분간 이틀에 한 번 정도는 선침패치를 받으러 오라고 했다.

원장님은 한방연고를 바르는 것도 도움이 된다고 말하며, 잠을 일찍 자고, 맨발로 자갈길도 걸으라고 추천해주었다. 그러면서 음식을 먹을 때 기도로 넘어가는 것을 걱정하지 않고 자연스럽게 넘길 수 있을 때 완치되는 것임을 알려주었다. 원장님이 그동안 여러 번 강조한 것 가운데 음식을 먹을 때도 삼십 번가량 씹으란 것은 이제 어느 정도 실천하고 있지만, 일찍 자라는 처방에 신경을 써야만 하겠다. 또 자갈길 걷는 방법도 고민해야만 하겠다. 원장님의 세심한 배려에 날로 몸이 좋아지는 느낌이다.

# 퇴원한 지 18일,
# 발병 이후 처음 삼겹살을 먹다
(콧줄 뺀 지 41일째, 1월 10일)

## 발병 121일 만에 삼겹살을

발병한 지 넉 달 곧 121일 만에 드디어 삼겹살을 구워 먹었다. 퇴원한 이후로 18일 만이다. 내가 좋아하던 삼겹살을 드디어 먹게 되었다니 감개무량했다. 물론 처음이니 평소보다 조금 작게 잘라서 먹어보았는데 역시 삼겹살은 삼겹살이다. 물론 이렇게 삼겹살을 먹게 된 데는 삼킴치료사의 조언도 작용했지만, 최근 유용우한의원에 치료하러 다닐 때 원장님이 "죽이 아닌 밥을 먹을 수 있다면 무슨 음식이든 먹을 수 있습니다. 다만 조심스럽게 천천히 먹고 충분히 씹은 다음 삼키도록 하십시오."라고 한 말에 용기를 낼 수 있었다.

원장님은 "내 몸에서 특별히 거부하는 음식이 없다면 그다지 염려하지 않아도 좋습니다. 이제 자연치유가 거의 되었다고 보면 됩니다."라고 말해줘 내가 용기를 가질 수

있게 한 것이다. 물론 온전히 치유되었다고 자만할 일은
아니다. 물은 아직 점도증진제를 타서 먹어야 하고, 어떤
음식이든 충분히 씹고 천천히 먹도록 하여 자칫 그동안의
노력이 수포가 되게 해서는 안 될 일임을 명심해야만 할
일이다.

# 퇴원한 지 26일,
# 아침저녁 한 움큼의 약을 먹다
(콧줄 뺀 지 49일째, 1월 18일)

## 식사 30분 전과 식후 30분이 지나 약을 챙겨 먹는 일은
## 아주 중요한 일

아침에 잠에서 깨면 세수를 한 다음 가래를 잘 나오게 하는
'뮤테란'이란 캡슐에 든 약을 먼저 먹는다. 그런 다음 30분이
지나면 밥을 먹고 밥을 먹은 뒤 30분이 지나면 혈압약
'트윈스타정', 심혈관계 예방약 '아스피린 프로텍트정',
혈전생성을 예방하는 '플라빅스정', 혈중 콜레스테롤 농도
감소를 위한 '리피토정', 뇌혈관 결손에 의한 2차 증상을

줄여줄 '알포칸정' 등을 먹는다. 또 신경통을 가라앉혀주는 '뉴론틴 캡슐', 간 수치가 조금 높아 이를 낮춰줄 약 '우루사정', 위점막 보호를 위한 '프로맥정'도 함께 먹는다.

다행히 점심식사 때는 건너뛰고 저녁식사 30분 전에 뮤테란을 한 번 더 먹고, 식사 30분 뒤 '뉴론틴정', '리피토정'과 함께 '우루사정', '프로맥정'도 함께 먹는다.

이 많은 약들은 모두 가루 처방이 아니고 알약이 섞여 있어 매번 약을 약사발에 갈아야 한다. 크기가 비교적 큰 알약들은 약사발에 넣고 깨뜨려 가루를 낸 다음 가루약과 함께 모두 컵에 넣은 뒤 점도증진제를 넣고 한참을 거품기로 휘젓는다. 처음에는 거품기라는 게 있는지도 몰라서 일회용 나무 설압자를 사용했으나 나중에 작은 거품기를 사서 사용해보니 편리했다. 그러나 거품기라고 해도 바로 물에 녹는 것이 아니라서 매번 팔이 아프도록 저어 완전히 물에 풀린 뒤에 먹어야 한다. 애당초 의사가 모든 알약을 갈아주도록 처방을 내었으면 이런 수고는 덜었을 텐데 이 대목은 두고두고 아쉽다. 또한 밥을 먹을 때도 꼭꼭 씹어 먹느라 30분 이상 걸리는 등 삼킴곤란 환자들에게 식사 시간과 투약 시간은 수행자들의 수행 시간 같다는 생각이 든다.

# 퇴원한 지 55일,
# 깜박 잊고 점도증진제를 타지 않은
# 물을 먹고 기침하다
### (콧줄 뺀 지 78일째, 2월 16일)

**약을 타 먹는 물에 점도증진제를 타지 않아 기침을 하다**

콧줄을 뺀 지 78일째, 밥은 물론 국물이 있는 음식과 주스까지 점도증진제를 타지 않아도 전혀 무리가 없다. 하지만 약을 먹을 때 착각하여 물에 점도증진제를 타지 않은 채 그냥 마셨다. 바로 목 넘기기가 부담스러우면서 기침이난다. 깜짝 놀라 점도증진제를 빨리 타서 마시니 괜찮다.

벌컥벌컥 마시는 것도 아닌데 기침이 나오는 것은 아직 삼킴곤란이 완전히 나은 것은 아니란 증거다. 유용우원장님께서 자연치유가 되고 있다고 했으며, 선침패치와 함께 한방 연고도 바르고 있지만, 아직도 물을 시원하게 벌컥벌컥 마실 수 없는 등 불편하다. 완치를 바라는 것은 너무 성급한 것일까?

# 퇴원한 지 67일,
# 병이 나았다는 진단을 받다
### (콧줄 뺀 지 90일째, 3월 3일)

양방병원과 한의원에서 병이 거의 나았다는
기쁜 소식을 듣다

오늘은 퇴원한 지 70일 만에 다시 ㅁ대학병원에 외래진료를
받으러 갔다. 담당 교수를 뵙고 "요즘 걸어갈 때 균형
감각이 떨어진 듯 약간 휘청일 때가 있는데 혹시 문제가
있는 것이 아닌가요?"라고 물었다. 그랬더니 교수는 "발병한
지 거의 6개월이 다 되어 이제 뇌졸중은 다 잡혔다고
보면 됩니다. 하지만 한번 크게 아팠던 사람은 다 나아도
당분간은 약간의 후유증이 남게 되는데 특히 걸을 때 조금
휘청거리는 느낌이 난다든지, 등에 물이 닿으면 뜨겁지
않은데도 뜨겁게 느껴진다든지 하는 현상은 당분간 어쩔
수 없습니다. 그저 신경 쓰지 말고 극복해가야 합니다."라고
말해준다. 또 하루 5,000보 정도 걷는다고 하니 잘하고
있다면서 날이 좀 더 따뜻해지면 조금 더 걸으면 좋겠다고
조언한다. 물론 90일분의 약을 처방해주면서 5월 말 무렵

다시 진료하러 와서 그때는 피검사를 한번 하자고 한다. 특히 약을 처방하면서 지난번까지 가루약으로 했지만 이젠 알약으로 그냥 먹어도 되겠다며, 알약으로 처방해주었다. 이제 알약과 가루약이 섞여 있어서 일일이 약사발에 넣고 빻아 먹던 번거로움도 없어진다. 삼킴곤란으로 번거롭게 약 먹는 일이 하나 또 사라진 것이다.

ㅁ대학병원 외래진료를 받은 다음 유용우원장님께 선침패치를 맞으러 갔다. 이날 ㅁ대학병원교수가 한 말을 들려주었더니 "한방으로 봐서도 침 삼킬 때 사레들리지 않고 잘 넘기는 것을 보면 이제 삼킴곤란은 다 나은 것같다."라고 진단했다.

오늘은 양방과 한방에서 뇌졸중과 삼킴곤란이 나았다는 진단이 나온 기쁜 날이다. 물론 아직 약간의 후유증이 남아 있어서 조심해야 하겠지만, 거의 6달을 고생한 끝에 뇌졸중과 삼킴곤란을 극복했다는 판단을 받은 것이다. 처음 발병을 했을 때 세상이 무너지는 듯 고통을 느꼈지만 아내와 자식들, 주변 지인들은 물론 의료진들 특히 삼킴곤란 치료사가 보살펴 주고, 지켜봐 준 덕분에 그 긴 터널을 빠져나올 수가 있었다. 모두에게 한없는 고마움의 마음을 바친다.

# 제 **4** 장

## 삼킴곤란에 대해 알아야 할 상식

# 1. 삼킴곤란(연하장애)이란?

음식을 입으로 먹는 것은 인간의 기본적인 욕구이며, 큰 즐거움 가운데 하나다. 그러나 음식을 즐기기 위해서는 입속에서 이로 잘게 씹어 식도로 넘기는 행위가 있어야만 가능하다.

이때 건강한 사람들은 숨 쉴 때 늘 열려 있는 기도를 닫고 식도를 열어주는 동작이 일어난다. 하지만, 삼킴곤란이 있는 사람은 이때 기도를 닫지 못하여 음식물이 폐로 들어갈 수 있다. 그렇게 되면 폐렴이 생기거나(흡인성 폐렴), 아예 기도를 막아서 질식이 되는 등 심각한 합병증이 발생할 수 있다. 이처럼 삼키는 기능에 문제가 생긴 상태를 우리말로 '삼킴곤란'이라고 하고 한자말로는 '연하장애(嚥下障礙)'라고 한다.

삼킴 동작을 일반적으로 다음 다섯 가지 과정으로 설명한다.

### 1단계 : 음식물을 입에 넣는 과정

음식물을 보면 먼저 식욕이 생겨 침이 나오고 그 침과 함께 음식물을 씹어서 삼키는 것이 일반적인 행위다. 그런데 인지기능에 심각한 장애가 있으면 이러한 과정에 문제가 생길 수 있다. 경우에 따라서는 음식물 섭취의 즐거움을

인식하지 못하거나 음식을 거부하게 되는 '음식혐오' 증상도
있다.

## 2단계 : 음식물을 입속에서 씹는 과정

음식을 씹고 침과 섞어서 삼키기 좋은 상태의 음식덩어리
로 만든다. 다만, 이 과정에서 기도와 식도에 신호를 보내
기도를 막고 식도를 열 준비를 하도록 한다.

## 3단계 : 음식을 목으로 보내기

'구강 이동기'라고 말하기도 하는데 이때는 음식이 입에서
인두(咽頭) 곧 식도와 후두에 붙어 있는 깔때기 모양의
근육성 기관으로 밀려들어 가게 된다. 구강 이동기의 시작
은 어느 정도 조절할 수 있어서 대뇌의 영향을 받는다고
한다.

## 4단계 : 인두를 통과하여 식도로 보내기

이때는 실제 음식물을 '꿀꺽' 삼키는 과정이다. 매우 짧은
0.5초~1초 동안에 걸쳐 일어나는 연하반사를 통해 음식을
식도로 이동시키는데, 안전성과 효율성은 절대적이다. 곧
안전성은 음식물이 기도로 들어가지 않고 식도로 넘어가야
한다는 것이고, 효율성은 음식물을 식도로 넘기는 데
걸리는 시간에 관한 것으로 적어도 30분에서 1시간 정도의
제한된 시간 동안에 충분한 영양을 섭취할 수 있어야 한다.

## 5단계 : 식도 통과기

식도 통과기에도 여러 가지 장애가 있을 수 있으며, 때에 따라서는 식도의 문제가 목에서 음식을 삼키는 과정에도 영향을 줄 수도 있다.

*참고로 나의 경우는 삼킴곤란의 원인을 진단할 때 재활의학과는 물론 이비인후과와 소화기내과 교수들의 협진을 거쳤다. 다행히 나는 음식물을 입에 넣은 이후 식도로 넘기는 과정에 문제가 있을 뿐이었지만 경우에 따라서는 인두(이비인후과 문제)나 식도 · 위장(소화기내과 쪽)에 문제가 있을 수도 있다고 한다.

# 2. 삼킴곤란이 생기는 질환

먼저 의학계에서 꼽는 삼킴곤란의 주원인이 되는 질병으로는 뇌졸중, 파킨슨병, 인지장애, 만성 폐쇄성 폐질환, 턱관절 장애 등이 있다. 특히 뇌졸중이 온 사람 가운데 많은 환자는 삼킴곤란도 함께 따라오고 있다. 그러나 분당서울대병원 재활의학과 김원석 · 백남종 교수팀이 "근감소증과 연하장애의 연관성을 분석한 결과"에 따르면 뇌졸중 등의 증상 없이 근육이 감소하는 '근감소증'만으로도 삼킴곤란의 발생 위험이 약 2.7배까지 나타난다고 한다. 연구는 경기도 성남시에 사는 65살 이상의 노인 가운데 삼킴곤란을 일으키는 질환이 없는 236명을 대상으로 진행했는데 이 노인 가운데 54명 곧 22.9%가 삼킴곤란 증상을 호소했다고 한다. 따라서 특별한 질병이 없이도 근육이 줄어드는 현상만으로 삼킴곤란이 생기기 때문에 노인들은 이에 관해 각별한 주의가 필요하다.

# 3. 삼킴곤란 환자가 스스로 할 수 있는 운동

## ① 머리 들어 올리기 운동(샤케어 운동, shaker's exercise)

'머리 들어 올리기 운동'은 어깨를 바닥에 대고 누운 상태에서 고개를 들어 발끝을 바라보는 운동이다. 1분 동안 발끝을 바라보다가 1분 동안 휴식을 하는 것을 반복하는데 목에 힘이 생기도록 한다. 치료사에 따라서는 고개를 1초 동안 들었다가 내리는 것을 15회 반복하고 1분을 쉰 다음 같은 동작을 3번 하기도 한다.

## ② 멘델슨 운동(Mendelsohn exercise)

멘델슨 운동은 편안하게 앉은 상태에서 갑상연골 위쪽을 잡아준다. 갑상연골이란 목 앞쪽으로 튀어나온 부분을 말한다. 이 부위를 손으로 살짝 압박한 상태에서 침을 꿀꺽 삼켜주는데 10회 3번 반복한다.

### ③ 마사코 운동(Masako exercise)

의자에 편안하게 앉은 다음 혀를 1cm 정도 내밀어 윗니와 아랫니로 혀를 살짝 물어준다. 그렇게 혀를 문 상태에서 침을 꿀꺽 삼킨다. 이때 주의해야 할 것은 침을 삼킬 때 목의 뒤쪽이 당겨진다는 느낌이 들어야 한다.

### ④ 혀운동

삼킴곤란에는 혀에 힘이 없는 상태도 따른다. 따라서 혀운동을 해야 하는데 혀를 입 밖으로 내미는 동작을 10회 반복하고, 혀를 왼쪽으로 내미는 동작을 10회 반복하며, 또 혀를 오른쪽으로 내미는 동작을 10회 반복하는 운동도 좋은 방법이다.

### ⑤ 힘껏 삼키기

삼킴곤란이 어느 정도 호전되어 음식물을 먹게 되면 삼킬 때 '꿀꺽'하고 강하고 힘있게 삼킬 수 있도록 한다. 재활병원에서 전기자극치료를 받는데 치료사는 전기가 들어올 때 침을 꿀꺽 삼키는 훈련을 시킨다.

### ⑥ 반복 삼키기

음식물을 삼킨 뒤에 침을 두세 번 더 삼키는 동작을 해주면 삼킴곤란 치료에 도움을 준다. 실제 삼킴치료를 할 때 치료사는 요구르트나 주스 등으로 훈련하면서 이렇게 침을 두세 번 더 삼키도록 요구한다.

### ⑦ 음식물을 먹을 때 바른 자세로 앉기

삼킴곤란이 있는 환자들은 가슴을 쭉 펴고 똑바로 앉아서 고개를 약간 앞으로 숙이면서 뒤로 당기는 자세로 음식물을 먹어야만 한다. 이렇게 먹을 때 훨씬 음식물이 목구멍으로 잘 넘어간다는 느낌을 받는다.


# 4. 기타 삼킴곤란이 있을 때<br>　　알아둬야 할 것들


### ① 점도증진제 구입

삼킴곤란이 완치될 때까지 가장 신경 쓰는 부분이 물이다. 따라서 물을 마실 때나 액체상태의 음식물을 먹을 때는 걸쭉하게 만들어주는 점도증진제(연하제)를 타서 먹거나 마시도록 한다. 이때 재활병원에서 갖추어놓은 것을 살 수도 있지만 인터넷 쇼핑몰을 검색하면 다양한 점도증진제를 살 수가 있다. 먼저 크게는 작은 포장 단위로 한 번에 털어 넣을 수 있도록 편리하게 만든 일회용이 있고, 아기 분유통같이 생긴 통에 많은 양이 한꺼번에 담겨있는 원통형(덕용포장)도 있다. 따라서 편리함을 생각한다면 1회용으로 포장된 것을 고르고, 비용을 생각한다면 덕용포장을 사는 것이 좋다.



〈원통형(덕용포장)〉

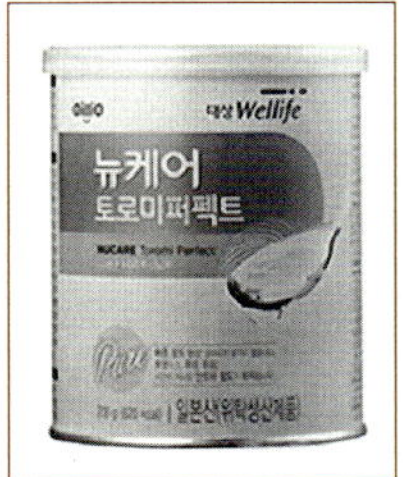

뉴케어 프로틴퍼펙트
330g(원통형)

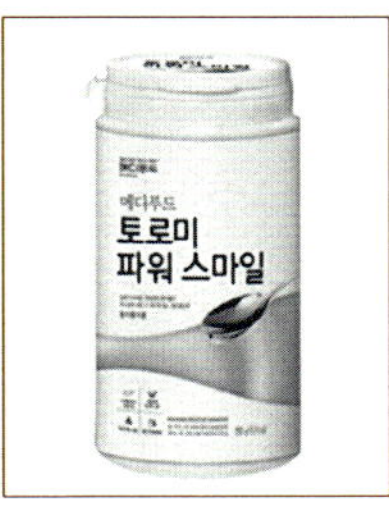

메디푸드 토로미파워
스마일 350g

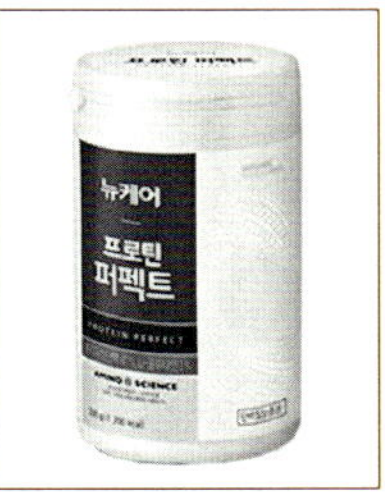

뉴케어 토로미 퍼펙트
400g

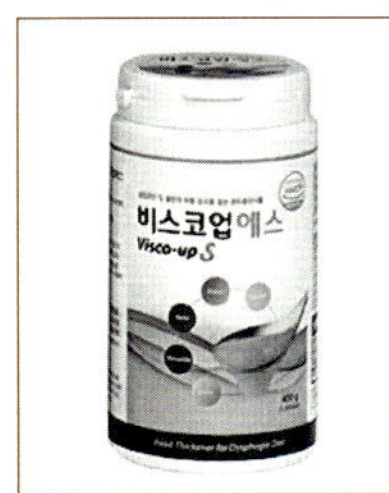

비스코업에스
400g

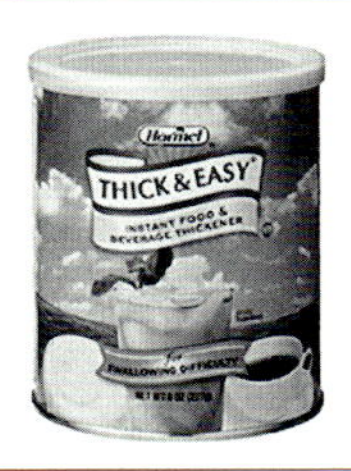

메디푸드 티크앤이지
227g

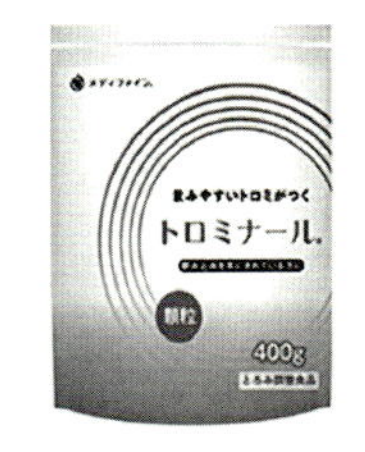

토로미나루
400g

〈소분포장형〉

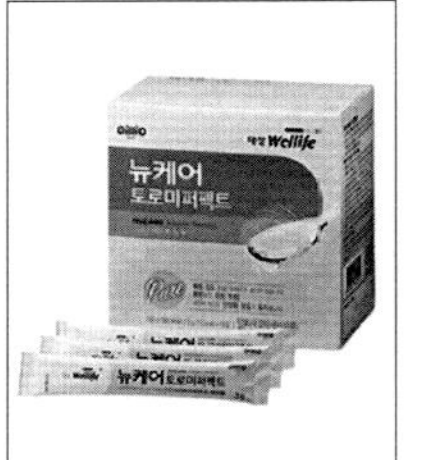
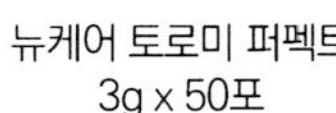

뉴케어 토로미 퍼펙트
3g × 50포

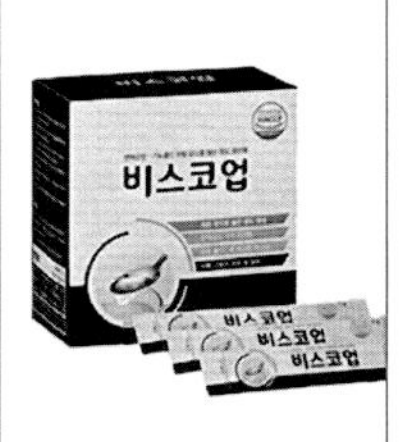

비스코업
3g × 50포

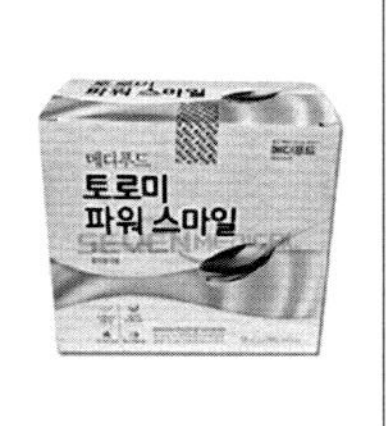

메디푸드 토로미 파워
스마일 2.5g × 50포

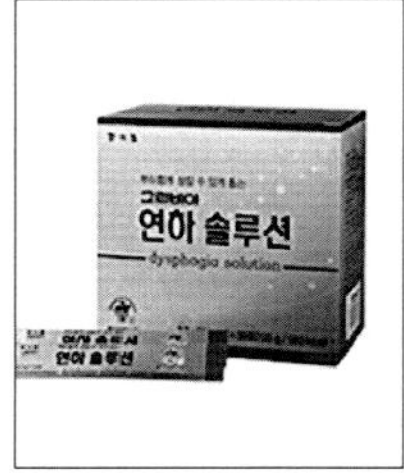

그린비아 연하솔루션
2.7g × 50포

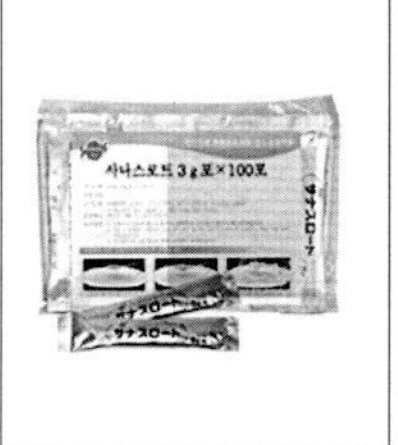

사나스로트
3g × 100포

* 나는 병원 등에서 점도증진제(연하제)에 관한 정보를 얻은 바 없어 몹시 고생했다. 그래서 이 부분을 반드시 환우들을 위해 소개하고 싶었으며 특정 회사와는 무관함을 밝혀둔다.


## ② 물을 자주 마셔야 한다

삼킴곤란이 있는 환자는 물을 입으로 벌컥벌컥 마실 수 없어서 아무래도 수분 섭취에 제한이 있기 마련이다. 따라서 콧줄로 영양분을 섭취하는 환자는 영양분을 섭취하는 중간 중간에 콧줄로 물을 보충하는 노력을 해야만 한다. 그뿐만 아니라 콧줄을 뺀 뒤에도 역시 물을 잘 마실 수가 없어서 수분이 모자라기 일쑤다. 그러면 자연스레 변비도 올 수가 있으므로 물에 점도증진제를 타서 자주 마셔야만 한다.

### ③ 말을 자주 한다

삼킴곤란이 있으면 말하는 것도 줄어들 수밖에 없어서 목소리가 변할 수 있다. 따라서 자주 말하는 훈련을 해야만 하는데 이때 주변 환자들이나 간병사들과 얘기할 수 있으면 좋다. 다만 그것이 여의치 않을 때는 지인들과 전화 통화로 대신하는데 되도록 목소리를 좀 크게 하도록 한다. 또 손말틀(휴대폰)로 뉴스나 문학작품을 낭독하는 노력도 좋은 방법이다.

### ④ 무료함을 달래주는 음악 듣기

재활병원 생활을 오래 하다 보면 치료시간이나 식사시간 외에는 참으로 무료해질 수 있다. 무료하다 보면 우울해질 수 있고, 그러면 치료가 더딜 수 있어서 텔레비전을 보거나 음악을 들으면 좋다. 물론 병원에는 공동으로 볼 수 있는 텔레비전이 있지만, 자신의 성향과 맞지 않을 수 있으니 슬기말틀(스마트폰)이나 태블릿피시, 노트북 따위로 대신 한다. 이때 필요한 것이 이어폰인데 다른 환자에게 피해를 주지 않고 오롯이 혼자 즐길 수 있기 때문이다.

# 5. 책 초판을 펴낸 뒤 새롭게 보탠 내용

## ① 대학병원에서 재활병원으로 옮길 때는 90일 이전에 하여 건강보험 적용을 받는다.

대학병원에서 뇌졸중을 치료한 뒤 되도록 빨리 퇴원하고 삼킴치료를 잘하는 재활병원을 찾아 옮기는 것이 좋다. 실제 대학병원 의사들은 뇌졸중에 관한 것에만 집중하고 삼킴재활에 관해서는 잘 모르는 경우가 많다. 특히 재활병원에서의 치료가 건강보험 적용을 받으려면 발병한 지 90일 이내에 재활병원으로 옮겨야 한다. 실제 필자는 발병한 지 90일을 넘겨 재활병원에서 건강보험 적용받지 못했다는 하소연을 보호자들에게서 많이 들었다.

## ② 삼킴치료, 치료사가 크게 좌우한다

다만 재활병원도 삼킴치료를 잘하는지, 실제 삼킴치료에 얼마만 한 노력을 하는지, 치료사가 충분히 있는지도 꼼꼼히 살펴보아야만 한다. 재활병원이 다 똑같지 않기 때문이다. 또 재활병원에도 많은 치료사가 있는데 이들 가운데 경험이 적은 젊은 치료사가 담당하게 된다면 큰 도움을 받을 수 없을지 모른다. 재활치료는 의사의 몫보다는 치료사가 어떻게 하느냐에 따라서 크게 달라지는 경험을 필자는 뼈저리게 느꼈다.

내 경우는 처음 담당했던 치료사가 20대 초반의 경험이 짧아서 별로 도움이 되지 못했었다. 그러다가 매주 토요일 통합치료로 치료사가 바뀌어 치료받았는데 이때 담당한 치료사는 30대 중반의 경험이 많은 치료사로 삼킴치료에 관한 충분한 도움말과 환자의 심리적인 안정감을 갖게 해주어 큰힘이 되었다. 이 치료사는 기도와 식도가 작용하는 것의 이해부터 평소 치료 과정에서 개인이 노력해야 할 부분 등을 상세히 알려주었다. 삼킴곤란을 치료하는데 이 치료사가 큰 몫을 했다고 필자는 믿는다.

### ③ 음식물을 오래 씹는다

음식물을 오래 씹는 것은 삼킴 환자들에게 절대 필요한 일이다. 그래서 다시 한번 강조한다. 입과 코는 목 후두부에서 만난다. 평상시는 식도 쪽은 막은 채 기도를 통해 코를 통과한 공기가 폐로 들어간다. 그런데 입을 통해서 음식물이 들어가면 이때는 기도를 막고 식도를 열어 음식물이 위로 넘어가도록 한다. 이러한 원리이기에 삼킴곤란이 생기면 이 역할이 충분히 되지 않음으로써 기도가 열린 채로 음식물이 기도를 통해 폐로 들어가 폐렴을 일으키게 되는 것이다.

이때 음식물이 들어간다는 신호를 보내 기도를 막고 식도를 열도록 음식물을 오래 씹어야만 한다. 의사들은 음식물을 서른 번 이상 씹으라고 하는데 이런 동작이 음식의 소화와도 관계가 있지만, 삼킴곤란에도 좋은 영향력을 발휘하는 것이다.

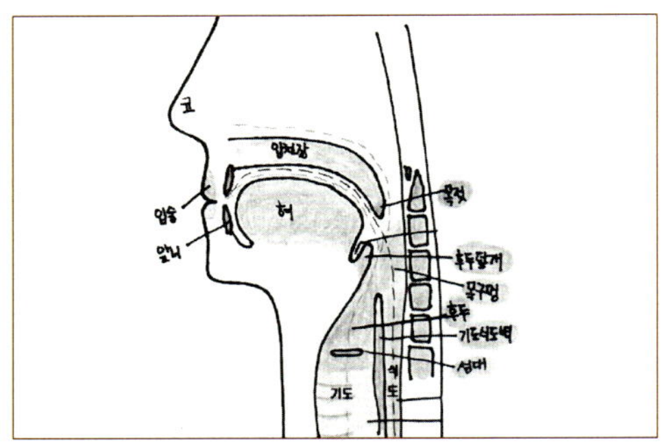

▲입과 목의 구조

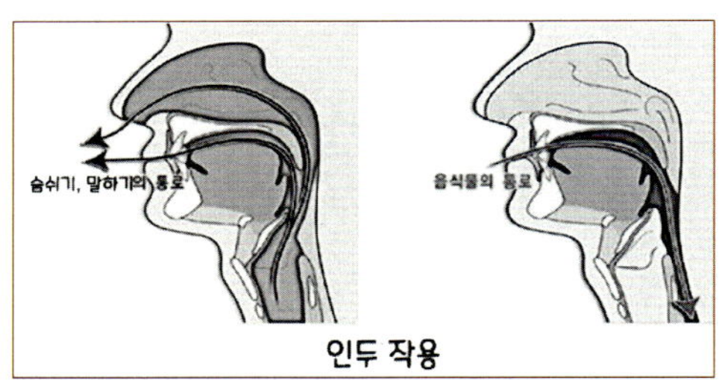



▲ 숨 쉴 때와 음식을 먹을 때 작용

④ 목욕할 때 목을 때수건으로 자극하기

뇌졸중이나 노화로 오는 삼킴곤란은 목 근육의 약화가 큰 원인이다. 따라서 목 근육을 늘려주는 노력을 기울여야만 하는데 그 방법은 앞에서 예를 든 방법들도 있지만 목욕할 때 때수건처럼 거친 옷감으로 목에 자극을 주면 근육이 올라오고 삼킴장애에 도움이 될 수 있다. 실제 그렇게 한 뒤에 삼킴 작용이 훨씬 부드러워짐을 느낄 수 있었다.

# 제 5 장

# 삼킴곤란에 대한 한의사의 조언

# 삼킴치료에 대한 한의사의 조언

이 글은 유용우 한의사가
〈우리문화신문 2022.1.2.〉에 올린 글임

우리 몸의 여러 장부와 조직은 일정한 구조와 기능이 있는데 우리 목의 연구개 부위는 좀 더 특수한 구조와 기능이 있다. 목의 연구개 부위는 호흡을 통해 공기가 통하는 호흡기 통로이면서 음식이 지나가는 소화기의 통로도 되는 이중적인 기능을 지닌 구조다.

이는 호흡의 양면성에 기인하게 되는데 우리는 호흡을 통하여 공기를 들이마시고 내뱉어 인체에 필요한 가스교환을 하는 동시에 발성(發聲)까지 하게 된 것에 연유한다. 곧 호흡이 순수한 가스교환만이 목적이라면 호흡기 통로와 소화기 통로를 완전히 분리해도 된다. 그러나 발성까지 고려하면 발성은 허파꽈리(폐포)의 폐활량에서 출발하여 성대를 거쳐 음식의 통로인 입을 통하여 이루어지게 된다. 따라서 소리는 호흡기와 소화기 통로를 모두 이용하는 것이다.

그러다 보니 호흡기 통로와 소화기 통로의 교차하는 곳을 조절하는 기관으로 연구개가 존재한다. 연구개를 조절함으로써 입을 통해 들어간 음식은 식도로 넘어가고, 코를 통해 유입된 공기는 기관지로 흘러 들어간다. 그런데 연구개 조절이 잘 안 되어 음식이 기관지로 유입되면 기관지는 음식물을 감당하지 못하게 된다. 음식이라는 이물질에 대한 물리적 부담뿐 아니라 나아가서 감염으로 인해 기관지염, 폐렴에 이르게 되어 생명의 위독까지 초래하게 된다.

따라서 연구개에 이상이 발생하면 의식적으로 음식물 섭취를 극도로 조심해야 한다. 또한 무의식적으로도 음식을 거부하는 몸과 마음의 작용이 이루어진다.

## 삼킴곤란의 일반적인 증상과 원인

보통 음식을 삼키거나 물을 마실 때 정상적으로는 아무런 감각이나 저항 없이 입에서부터 위장까지 쉽게 통과한다. 그런데, 음식이 지나가는 감각이 느껴지거나 음식이 식도에서 내려가다가 지체되거나 중간에 걸려서 더는 내려가지 않는 것을 '삼킴곤란'이라고 한다. 삼킴곤란은 인두로부터 식도를 거쳐 위 분문부(식도와 접하고 있는 위의 입구 부위)에 이르기까지 기계적으로 좁아졌거나 운동성 장애, 신경의 손상 등이 있을 때 발생할 수 있다.

선천적으로 갓난아기 때부터 섭취의 어려움을 겪는 때도 있으며, 후천적 요인인 식생활의 부담 탓에 서서히 일어나거나 특정 질환의 여파로 연구개 조절이 안 되어 발생하는 경우가 있다.

삼킴곤란을 일으키는 질환 대부분은 신경학적 원인으로 뇌졸중, 외상성 뇌손상, 파킨슨병, 근위축성측삭경화증(루게릭병), 다발성 경화증, 치매, 뇌신경 마비, 중증 근무력증 등이 있다. 삼킴곤란을 일으키는 원인이 근육 손상인 경우로는 염증성 근육병증, 근디스트로피가 있다. 또한 구강, 인두, 식도의 종양도 원인이 될 수 있다.

이러한 삼킴곤란은 정상적인 구조와 기능에 문제가 없는 경우라도 순간적인 이완이나 긴장으로 인해 일시적으로 드러나기도 하며 체기가 반복되면서 점점 심해지기도 한다. 일반적인 증상은 사레, 숨막힘, 식사 뒤 목소리 변화, 목에 음식물이 붙어있는 느낌, 코로 음식물이 역류하는 등의 증상을 보일 수 있다. 이러한 증상 때문에 결국 충분한 영양을 섭취할 수 없게 되면 영양실조가 될 수 있다.

# 연구개의 작용과
# 이상 시 방어 기전

삼킴곤란에서 가장 문제가 되는 것은 음식물과 가래, 침 같은 고형물이 기관지로 넘어가는 경우다. 인체는 이러한 상황이 되면 비상사태로 인지하면서 '사레'라는 격렬한 방출행위를 통하여 기관지를 보호한다. 사레는 식도로 가야 할 음식물이나 침이 호흡하는 기도로 잘못 들어가 발작적인 기침을 하는 증상을 말하는데 이는 호흡기를 보호하기 위한 인체의 방어기전이다.

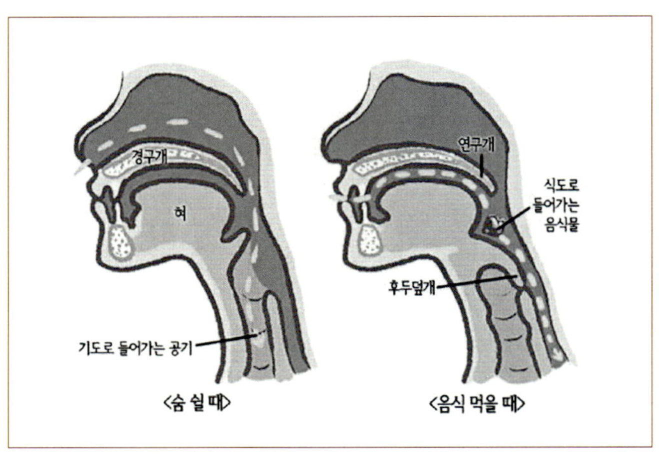


▲ 음식을 먹을 때는 후두덮개가 기도를 막아준다(그림 유주연 작가)

기도는 목의 앞쪽에 자리 잡고 식도는 목의 뒤쪽에 있다. 말 그대로 기도는 공기의 통로고 식도는 음식의 통로다. 기도와 식도가 서로 문을 여닫으면서 공기는 폐로 음식물은 위로 내려가게 하는데 이를 조절하는 기관이 연구개다. 우리 몸의 구조에서 혀끝을 들어 입천장을 건드렸을 때 딱딱하게 느껴지는 곳은 경구개(硬口蓋)로 하얀 뼈로 되어 있고, 연구개(軟口蓋)는 입천장의 비교적 연한 뒤쪽 부분을 말하는 것으로 뼈가 없어 물렁물렁하다.

연구개는 외부의 공기와 음식을 어느 곳으로 내려보낼지 결정하는 기관이다. 호흡할 때는 코 또는 입을 기도와 연결하고, 음식을 먹을 때는 입과 식도를 연결하는 일종의 교통경찰 역할을 한다. 그런데 연구개가 자기 일을 제대로 못 하게 되면 호흡이 곤란해지고 음식을 삼키기도 어렵게 된다. 이러한 조절이 아예 안 되는 때도 있으며 더디거나 느린 경우가 발생하는데 아이들은 잦은 사레와 목에 뭐가 붙어있는 것 같은 이물감을 표현한다.

호흡할 때 연구개가 자연스럽게 기도를 열어 줄 수 있는 것은 폐가 확장과 수축을 통해 명령을 내리기 때문이며, 음식을 씹으면 식도와 위장이 연동운동을 해 연구개를 조절, 음식을 당기는 흡인력을 발생시키는 것이다. 따라서 연구개 정체는 기능적인 요소만을 말하면 폐와 위장의 문제인 것이다.

문제는 구조적인 요인에 의하여 발생한 경우다. 곧 선천적으로 연구개가 충실하게 발달하지 못한 채로 태어난 경우와 신경학적 이상, 근육의 손상에 의한 경우다. 이러한 상황은 매 식사가 생명을 위협하는 생사의 갈림길이 되므로 정상적인 생활을 할 수 없다. 특히 뇌경색이나 뇌출혈로 뇌의 손상이 발생하면 뇌에서 정상적인 연하작용을 조절하지 못하게 되어 삼킴 곤란이 일어나는데, 뇌손상 환자의 대략 70%에서 이러한 삼킴곤란이 발생한다.

따라서 뇌손상과 같은 원인으로 삼킴곤란 정도가 심한 경우 입으로 하는 정상적인 식사 대신 흔히 콧줄 식사라고 불리는 경관급식을 하게 된다. 경관급식을 통해 일정한 영양 공급을 받게 되는데 이러한 콧줄 식사는 환자에게 이물감이 크고 전문가의 도움을 받아 급식받아야 하며, 활동의 제약과 번거로움을 초래하는 것은 물론 맛을 느끼는 것이 제한되어 환자의 삶의 질은 급격하게 떨어진다.

따라서 이를 극복하고 정상적인 연하작용을 회복하기 위한 재활치료가 요구된다. 보통은 입원 중에 병원에서 제공하는 재활치료를 충실하게 따르는 것을 기본으로 하게 되는데, 한방의 도움을 받으면 좀 더 이른 시일에 회복을 기대할 수 있다.

# 삼킴곤란을 극복하려면 노력이 필요하다

## ① 끊임없이 씹는 훈련하기

우리 몸의 소화기 장부는 입에서 시작하여 항문까지 하나의 관으로 이루어진 구조다. 이러한 구조를 통하여 씹는 행위에서 출발하고 씹는 동작에 동조하여 식도와 위장이 움직이며, 위장의 운동이 대장에 반사를 일으키면서 입에서 대장까지 일정한 율동을 하게 된다. 곧 입에서 대장까지 통일된 운동이 이루어져야 하는데 연구개에서 운동이 단절된 상태가 삼킴곤란인 것이다. 그러므로 꾸준하게 씹는 동작을 통하여 소화기 전체의 율동을 유도하다 보면 어느 순간 마비된 연구개도 동조될 가능성이 커지는 것이다.

따라서 처음에는 입안에 아무것도 없는 상태에서 최대한 헛씹는 동작을 반복하고, 껌을 씹는 것과 같은 좀 더 적극적인 행위로, 다음 순간 침을 씹어 삼키는 행위로 옮겨가면서 씹는 훈련만이 살길이라는 자세로 꾸준하게 노력하도록 한다.

## ② 신경의 회복은 수면 중에 이루어진다

원래 모든 운동의 효과 이면에는 에너지의 소모와 세포의 손상이란 부정적인 요소가 숨어 있다. 이러한 소모와 손상이 있음에도 온전하게 회복할 수 있는데 그것은 숙면 중에 이루어진다. 그러므로 아무리 씹는 훈련을 많이 한다고 하여도 회복할 시간을 주지 않는 경우 회복이 더딜 수 있으므로 충실한 회복시간을 가져야 한다. 회복하기 위한 가장 확실한 시간은 밤 9시부터 아침 5시까지이므로 이 시간에 잠을 깊이 잘 수 있도록 낮의 활동도 조절하고 숙면하기 위한 안팎의 환경을 갖춰야 한다.

## ③ 한방 침치료의 도움받기

한의학의 기(氣)의 흐름에는 포괄적인 의미가 있다. 곧 혈액과 영양의 흐름을 포괄하고 신경의 전달과 의지(意志)의 전달마저 포함하며 이러한 침의 치료는 다양한 이론과 개념이 작용하여 이루어진다. 큰 구분으로 보면 먼저 연구개 부위와 이를 조절하는 손상된 뇌를 회복하기 위한 치료인데 몇 가지 조합이 가능하다.

연구개 부위를 기준으로 하면 연구개 주변의 경혈(經穴)을 직접 자극하여 조절하는 방법을 기본으로 하고 연구개의 부위와 연결된 독맥(督脈)의 순환을 지속해서 유도한다. 다른 한편으로는 우리 몸의 구조에서 머리와 몸을 연결하고 조절하는 위치에 있는데 이를 한방에서 오행(五行)상 토(土)의 작용이라 한다. 따라서 인체 십이경맥(十二經脈)에서 토(土)의 역할을 하는 경락(經絡)을 조절하여 목주변의 기의 흐름을 조절하는 다양한 접근법이 있다.

다른 하나는 뇌손상을 회복하기 위하여 침을 놓아 머리의 경혈(經穴) 부위를 직접 자극하여 조절하는 방법과 더불어 머리의 정중앙을 관통하는 독맥(督脈)의 순환을 원활케 하는 방법이 있다. 한편, 머리는 수(水)의 영역에 속하므로 수기(水氣)를 조절하는 방법과 한방의 관점인 손끝, 발끝, 머리끝이 흐름을 공유하는 관점에서 말단을 자극하여 뇌를 자극하는 방법이 있다. 아울러 경락(經絡)과 경근(經筋)을 자극하는 한방연고를 발바닥과 목에 바르면 빠른 회복에 도움을 받을 수 있다.

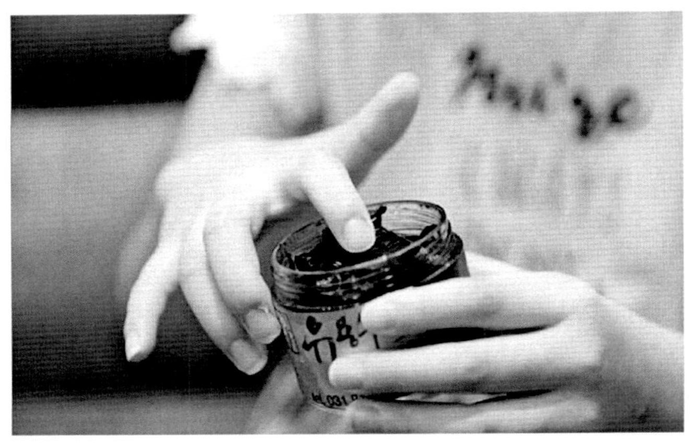

▲ 경락(經絡)과 경근(經筋)을 자극하는 한방연고를 발바닥과 목에 바르면
빠른 회복에 도움을 받을 수 있다.

## ④ 맨발로 걷기

맨발로 걷는 것에는 여러 가지 의미가 있다. 크게 보면 3가
지 의미가 있는데 하나는 구조를 튼튼하게, 다른 하나는 점
막에 충실한 혈액 공급을 하고, 마지막으로는 기운 순환을
완성하는 것이다.

맨발로 모래나 돌을 밟으면서 자신의 몸을 관찰하면 맨발로
걸었을 때의 효과와 변화를 관찰할 수 있다. 보통 한방에서
이를 '관조(觀照)한다'라고 하는데 처음에는 발바닥의 자극
으로 인하여 저절로 발바닥이 의식이 된다. 이후 꾸준하게
걷다 보면 무릎과 종아리가 힘들게 인식되며 허벅지는 건너

뛰어지고 등에서 변화가 나타난다. 골반이나 허리 등에 이상이 있던 분들은 결리거나 뻐근함이 드러나고 이상이 없는 분들은 열감 정도가 드러난다.

이후 한편으로는 머리로, 한편으로는 손으로 변화가 드러난다. 특히 두통이나 어지러움이 있던 분들은 머리에서 변화가 다채롭게 드러나며 대부분 모든 분이 손바닥이 붓고 열나는 증상을 경험하게 된다. 이후 머리의 흐름이 원활해지면 이마에서 땀이 살짝 배어나고 얼굴 목으로 기운이 흘러가게 된다.

이때 삼킴곤란을 겪는 분들은 목에서 거슬림, 불편함 같은 신경 쓰이는 증상을 느끼게 되고 예민한 분들의 경우에는 텅 빈 듯한 공허감을 느끼게 된다. 이때 목을 계속 관조하면서 꾸준히 맨발로 걷다 보면 어느 순간 목에서 상쾌함을 경험할 수 있다. 이러한 흐름은 가슴 명치 복부를 지나 한방에서 단전(丹田)이라 말하는 아랫배까지 이어진다.

이러한 변화가 인지될 정도로 꾸준하게 맨발로 걷기를 반복하면 삼킴곤란이 점점 치유됨을 느낄 수 있다.

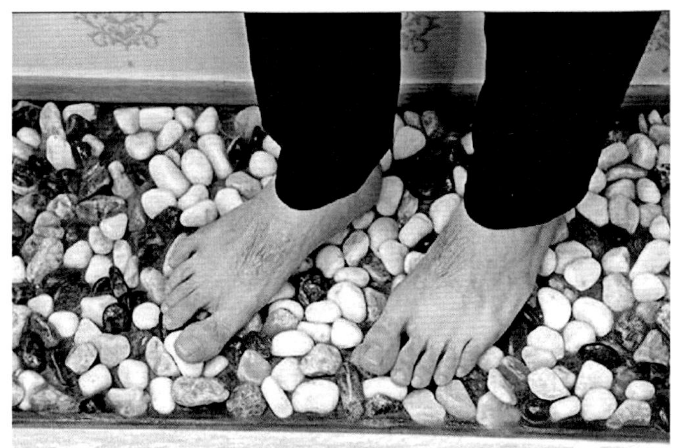

▲ 꾸준하게 맨발로 걷기를 반복하면 삼킴곤란이 점점 치유됨을 느낄 수 있다.
자갈 매트는 인터넷에서 쉽게 살 수 있다. 적당한 것을 사서 날마다
매트 위에 서는 훈련을 하면 뇌졸중과 삼킴곤란 등에 도움이 된다.

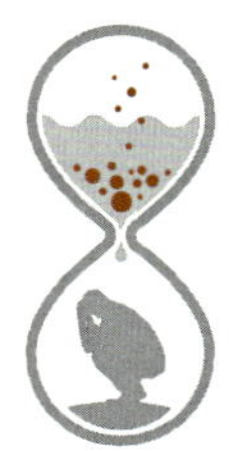

수많은 질병 가운데서 '물이나 음식을 삼키지 못하는 병'만큼 괴로운 병이 또 있을까?

뜻밖에 겪은 뇌졸중의 후유증인 삼킴곤란(연하장애)으로 병원 신세를 지면서부터 나는 하루하루 병상일지를 써나 갔다. 괴로웠던 것은 이 병의 끝이 언제쯤일지 대강이라도 알 수 있는 길이 전혀 없었다는 점이다. 주치의가 나의 병에 대해 정확한 정보를 주었다면 이 책은 세상에 나오지 않았 을지 모른다. 앞이 보이지 않는 암흑 같은 상황 속에서 나는 완치의 날을 고대하며 혹시 훗날 나와 같은 길을 걷는 사람 들에게 '작은 희망'이라도 줄 수 있을지 모른다는 생각에서 날마다 치료 상황과 증상의 변화를 차곡차곡 기록해 나갔 다.

사실 나의 글쓰기는 2004년으로 거슬러 올라간다. 내 글 의 소재는 '한국문화의 모든 것'이었으며 이를 알기 쉽고, 재 미나게 그리고 짧은 분량으로 쓰기 시작한 게 인터넷 글쓰기였다. 이렇게 시작한 〈날마다 쓰는 우리문화편지〉는 1만 여 명의 독자에게 배달되고 있으며 2022년이 저물 즈음 5,000회에 이른다. 이러한 힘을 바탕으로 2015년부터는 인터넷신문인 〈우리문화신문〉을 정식으로 등록한 뒤 발행인으로 뛰고 있다. 재정상의 어려움이 있긴 하지만 각계의 명사들이 재능기부로 좋은 글을 실어 주고 있어 특화된 〈우리문화신문〉 만의 장점을 살려 나가는 중에 진단받은 뇌졸중은 청천벽력 그 자체였다.

발행인이자 편집, 취재 등 팔방미인으로 뛰던 내가 덜컥 병원에 입원하고 보니 신문 등 모든 것이 정지될 상황을 맞았으나 다행히 지인 등의 도움으로 신문이 정지되는 일 없이 퇴원 시까지 잘 유지되고 있어 여간 고마운 게 아니다.

지난해(2021) 9월 11일 병이 난 뒤 반년 가까이 되어 가는 지금 뇌졸중의 후유증인 '삼킴곤란'은 완치에 가까울 정도로 치유된 상태다. 이러한 난관을 극복하기까지 수많은 분의 도움이 있어 가능했음을 이 자리를 빌려 다시 한번 감사의 말씀을 드린다. 변변한 보험 하나 들어 놓은 것이 없는 나를 위해 흔쾌히 치료비를 모아주신 분들, 원고료 한 푼도 드리지 못하는데 〈우리문화신문〉 창간 이후 줄곧 훌륭한 원고를 실어 주시는 분들, 그리고 자신도 혈액암 환자이면서 병원에서 숙식하며 간병을 해준 아내와 입퇴원 수속 등 뒷바라

지를 해준 아이들에게도 고마움을 전한다. 무엇보다도 퇴원
후 지금까지 나의 몸 상태를 챙겨주시고 침과 약을 무료로
후원해주고 계시는 유용우한의원의 원장님께도 깊은 감사
의 말씀을 드린다.

임인년(4355, 2022) 3월

한갈 김영조 씀

삼킴곤란(연하장애),
나는 이렇게 극복했다 〈개정판〉

---

개정판 1쇄 펴낸 날 단기 4357(2024)년 7월 1일

지 은 이 | 김영조
펴 낸 이 | 이윤옥
디 자 인 | 명 크리에이티브
박 은 곳 | 명 크리에이티브
펴 낸 곳 | 도서출판 얼레빗
등록일자 | 단기 4343년(2010) 5월 28일
등록번호 | 제000067호
주　　소 | 서울시 영등포구 영신로 32
　　　　　그린오피스텔 306호
전　　화 | (02) 733-5027
전　　송 | (02) 733-5028
번 개 글 | pine9969@hanmail.net
I S B N | 979-11-85776-27-9

값 27,000원